常见病预防训练掌中宝

腰 肌 劳 损

主 编 郑世江 郭玉兰

编 者（以姓氏笔画为序）：

丁 黎 白雅君 刘广宇 孙 欧

吴会军 张 丽 林海燕 罗 君

罗 铖 金晓燕 赵 伟

中国协和医科大学出版社

图书在版编目（CIP）数据

腰肌劳损／郑世江，郭玉兰主编. —北京：中国协和医科大学出版社，2015.4
（常见病预防训练掌中宝）
ISBN 978-7-5679-0167-4

Ⅰ. ①腰… Ⅱ. ①郑… ②郭… Ⅲ. ①腰肌劳损-预防（卫生）
Ⅳ. ①R685.401

中国版本图书馆 CIP 数据核字（2014）第 211367 号

常见病预防训练掌中宝
腰肌劳损

主　　编：郑世江　郭玉兰
责任编辑：吴桂梅

出版发行：**中国协和医科大学出版社**
　　　　　（北京东单三条九号　邮编 100730　电话 65260431）
网　　址：www. pumcp. com
经　　销：新华书店总店北京发行所
印　　刷：北京朝阳印刷厂有限责任公司

开　　本：710×1000　1/16 开
印　　张：9.75
字　　数：165 千字
版　　次：2015 年 6 月第 1 版
印　　次：2017 年 12 月第 4 次印刷
定　　价：23.00 元

ISBN 978-7-5679-0167-4

前　言

中医认为"肾乃先天之本，主骨生髓通于脑"，而"腰为肾之府"，也就是说腰是肾的"家"。人体腰部承担着头部、颈部、双上肢和躯干的重量，在日常生活和工作中，人的姿态、负重、运动都需以腰部为中心。腰部又是连接胸腔、腹腔、盆腔的中枢地带，因此，一旦腰痛起来，整个人都仿佛失去了支撑，无论坐着还是走路、平卧，任何姿势都让人无所适从。即使是起身这样一个简单的动作，也似乎需要使出很大的劲儿才能完成，简直让人不堪忍受。所以，在我国传统的养生防病理论中，历来非常重视腰部的保健和锻炼。

腰肌劳损主要是指腰骶部肌肉、筋膜、韧带等软组织的慢性损伤，导致局部无菌性炎症，从而引起腰骶部一侧或两侧的弥漫性疼痛，是慢性腰腿痛中常见的疾病之一，常与职业和工作环境有一定关系。但腰肌劳损是一种积累性损伤，多为慢性发病，并有明确的急性外伤史。因此，早期发现、早期预防和治疗尤为重要。为更好地服务于广大读者，我们精心地编写了此书，来进一步加强腰肌劳损知识的宣传教育，使广大患者能够早期发现、早期诊断，以便得到及时治疗，最大限度地减少腰肌劳损对人体的危害。

本书通过读者自测的形式与读者互动，从专业角度阐述关于腰肌劳损及其相关知识。内容分为上篇、中篇、下篇三大部分。上篇为"腰肌劳损基础知识"，中篇为"腰肌劳损中医疗法"，下篇为"预防训练"。其中，"基础知识"部分介绍了腰肌劳损的病因、临床表现、诊断要点、实验室检查、治疗及预防保健等内容，可使读者准确、快速地掌握腰肌劳损的相关知识。"中医疗法"重点介绍了预防和治疗腰肌劳损的一些自然疗法，包括手部按摩、耳部按摩、足部按摩、拔罐、刮痧、艾灸、指压等。这些"绿色疗法"疗效独特、简单方便，可以避免药物对身体的危害。不仅可以收到其他疗法所不及的治疗效果，还可为饱受腰肌劳损疾病折磨的患者节省大量的治疗费用。"预防训练"部分针对每个训练动作都有文字介绍及配图，读者照图做就可以。训练方法操作简便，实用性非常强。只要能够长期坚持训练，就会有意想不到的收获。

本书适用于关注自身健康的人群，可作为腰肌劳损患者家庭治疗和自我调养、康复的常备用书，也可供基层医护人员参考使用。

由于编写时间有限，不当之处在所难免，敬请广大读者谅解并提出宝贵意见。

编者

2015 年 3 月

目　录

上 篇

腰肌劳损基础知识

　　"腰肌劳损"是以腰部疼痛为特征的一组疾病，分为急性和慢性。腰椎周围的韧带和肌肉等软组织对维持体位、增加脊柱稳定性、平衡性和灵活性均起着重要作用。如因某些原因引起这些韧带、筋膜、肌肉、腰椎小关节滑膜等软组织发生病变则可发生疼痛，临床上统称为软组织性腰痛。

　　"腰肌劳损"又名腰背肌肉筋膜损伤综合征，是一种积累性损伤，一般属于局部无菌性炎症，主要表现为腰骶部一侧或两侧的弥漫性疼痛，是慢性腰腿痛中常见的疾病之一，常与职业和工作环境有一定关系。

　　为什么会发生腰肌劳损的腰痛呢？腰部是人体的中点，腰骶关节是人体唯一承受身体重力的大关节，是腰部活动的枢纽，前俯、后仰、左右侧弯、转身都有牵涉，无论运动还是活动，此关节比全身其他关节承受的力量都大。劳动强度大或活动量大，关节活动就多。关节的活动，都有肌肉的参与，所以腰骶关节周围的肌肉容易发生疲劳和损伤。腰肌劳损就有腰部肌肉积劳成疾的意思。有些人即使体力活动不大，劳动强度也不大，但由于姿势不对，脊柱处于半弯状态，腰背肌肉一直紧绷着，日积月累，也就产生劳损，进一步发展形成无菌性炎症，刺激神经末梢，引起疼痛，于是腰痛就发生了。

　　中医认为本病与肾虚及风寒湿邪侵袭、气血瘀阻经络的关系最为密切，治疗以补肝肾、扶寒温、通经络为主要治法。

一、病因病理

1. 长期慢性损伤

　　《素问·宣明五气篇》："久视伤血，久卧伤气，久坐伤肉，久立伤骨，久行伤筋，是谓五劳所伤。"长期从事一种运动或生产劳动，特别是不对称或不协调的运动姿势，使腰部肌肉、韧带、后关节囊等经常受到牵扯性损伤，日积月累，发生变性、肥厚、纤维化及腰筋膜无菌性炎症等，使其弹性降低，力量减弱，局部气滞血瘀，经络不通，有时压迫或刺激神经根，则出现臀部及下肢牵扯性或放射性疼痛。

2. 迁延性急性腰扭伤

急性腰扭伤后在急性期治疗不彻底，损伤的肌肉、筋膜、韧带修复不良，产生较多的瘢痕和粘连，使腰部功能减低且易转为慢性腰痛，经久不愈，反复发作，劳累后加重。

3. 腰骶部先天性变异

腰椎先天畸形的解剖缺陷，如腰椎骶化、骶椎腰化、椎弓根裂等，以及后天性损伤，如腰椎压缩性骨折、脱位和腰椎间盘突出、腰椎滑脱等，这些都可造成腰部肌肉、韧带的平衡失调，而引起慢性腰肌劳损。

4. 肝肾不足和外邪入侵是腰肌劳损的重要因素

《素问·脉要精微论》篇："腰者，肾之府，转摇不能，肾将惫矣。"《素问·上古天真论》："七八，肝气衰，筋不能动，天癸竭，精少，肾脏衰，形体皆极。"这些都说明老年人肝肾亏虚，骨髓不足，气血运行失调，督带俱虚，筋骨懈怠，脊柱可出现退行性变，有的产生骨质疏松，如再有外邪的侵袭，则腰痛更加严重。气候或居住环境寒冷潮湿，风寒湿邪侵袭人体，流注经络关节，导致气血凝滞，营卫不得宣通，不通则痛。另外，长期处于精神压力下失眠焦虑、情绪低落、分居离婚者，以及吸烟、酗酒者的腰痛发生率远较常人高。

二、中医分型与现代医学认识

1. 中医分型

《灵枢·经脉》篇云："肾足少阴之脉，贯脊，属肾。"故劳伤积损，瘀血阻络，风寒湿邪痹阻经络皆能致痛，病因虽多，但以劳损肾气危害最厉。

（1）积伤积损，气血瘀滞型

长期劳累，损伤筋脉，耗伤肾气，或跌扑闪挫日久不愈，络脉痹阻，气滞血瘀，不通则痛。正如《景岳全书·腰痛》云："跌扑伤而腰痛者，此伤在筋骨，而血脉凝滞也。"

（2）风寒湿邪，痹阻经络型

久劳伤肾，经脉空虚；起居不慎，感受风寒湿邪，气血凝滞，不通则痛。正如《诸病源候论》所云："劳伤肾气，经络既虚，或因卧湿当风，而风湿搏于肾，肾经与血气相击而腰痛。"

（3）肝肾亏虚，气血虚弱型

劳倦过度，伤及肝肾；或因年老体衰，肝肾亏虚，筋骨懈堕，腰失荣养而发为腰痛，故《素问·上古天真论》云："七八肝气衰，筋不能动；八八天癸竭，精少，肾脏衰，形体皆极。"

综上所述，本病病位在腰，以肝肾亏虚、筋骨懈堕为本，而以风寒湿邪及闪挫为标。以上诸因均可致气滞血瘀，络脉不通，不通则痛，或筋肉失养，不荣则痛。亦有损伤之后，风寒湿邪乘虚侵袭而致血瘀夹痹，常使本病迁延难愈。

2. 现代医学认识

腰肌劳损主要由于腰部肌肉疲劳过度，致使肌肉、筋膜及韧带持续牵拉，血供受阻，代谢产物得不到及时清除，从而引起炎症、粘连、组织变性，增厚及挛缩，刺激相应的神经而引起慢性腰痛；或因风寒湿邪侵袭，阻碍局部气血运行，促使和加速腰骶肌肉、筋膜和韧带紧张痉挛而变性，从而引起慢性腰痛。如长期伏案工作者姿势不良，弯腰持续工作时间太长；搬运工腰背部经常过度负重、过度疲劳等。这种长期积累性劳损，引起腰肌及其附着点处的过度牵拉应力损伤，导致了腰部肌肉、韧带（常见于棘上韧带）慢性撕裂，出现局部炎症反应，以致腰痛持久难愈，造成原发性腰肌劳损。

腰部急性扭伤后，局部肌肉、韧带等组织受损，若失治、误治使损伤未能完全恢复，可迁延成为慢性，使局部软组织对正常活动和负荷承受力下降，反复多次腰肌轻微损伤亦可导致慢性腰肌劳损。

腰椎先天性畸形的解剖缺陷，如腰椎骶化、骶椎腰化、椎弓根裂等以及后天性损伤，如腰椎压缩性骨折、脱位和腰椎间盘突出、腰椎滑脱等，这些都可造成腰部肌肉、韧带的平衡失调，而引起慢性腰肌劳损。

此外，气温过低或湿度太大的环境，受潮、着凉以及女性更年期内分泌紊乱、身体虚弱等都是引发本病的诱因。

腰肌劳损多为慢性发病，并无明确的急性外伤史；表现为长期反复发作的腰背部钝性胀痛或酸痛不适，时轻时重，迁延难愈，可有明显的肌痉挛，甚至出现腰脊柱侧弯，下肢牵掣作痛等症状。休息、适当活动或经常改变体位姿势可使症状减轻。有些患者在棘间、髂后上棘、骶髂关节或腰骶关节及腰椎二、三横突处有不同程度的压痛，有的患者压痛范围广泛或无固定压痛点。X 线检查一般无异常发现。

三、临床表现及诊断要点

1. 可无明显外伤史，有急性腰扭伤史或长期弯腰工作史。

2. 疼痛，常于劳累后加重，休息后减轻；过度活动时加重，适当活动或变动体位时减轻；有反复发作史，气候变化，如阴雨天气或受凉、受寒时症状加重。腰部喜暖怕凉，有时腰痛可牵涉臀部。

弯腰困难，持久弯腰时疼痛加剧，睡觉时用小枕垫于腰部能减轻症状，常喜用两手捶腰，可使腰部感觉舒服并减轻疼痛。

3. 一侧或两侧腰肌或腰椎横突的肌肉起点，髂嵴后部或骶骨后腰背肌肉止点处有压痛。

4. 脊柱活动多无异常，但急性发作时腰痛加重，活动受限，并可有肌肉痉挛及触及结节或条索样反应物。

5. 好发于成年人，青少年腰痛甚少，腰痛发生率随年龄增加而升高。可能与慢性积累性劳损和退行性病变有密切关系。

四、实验室及其他检查

1. 腰部外观多无异常，有时可见生理性弯曲变浅，单纯性腰肌劳损的压痛点，常位于棘突两旁的竖脊肌处或髂嵴后部或骶骨后面的竖脊肌附着点处。若伴有棘间、棘上韧带损伤，压痛点则位于棘间、棘突上。腰部活动功能多无障碍，严重者可稍有腰部活动受限。直腿抬高试验阴性，神经系统检查无异常。

2. X 线检查多无异常，可有脊柱腰段的生理性弯曲改变或有轻度侧弯。有时可发现先天性异常，如第 5 腰椎骶化、第 1 骶椎腰化、骶椎隐裂或见有骨质增生现象等。

五、鉴 别 诊 断

1. 腰椎间盘突出症

多发于中青年，有腰部受伤史、扭伤史。休息后疼痛往往可以减轻。部分患者有跛行及脊柱侧突改变。增加腹压的因素（如咳嗽、打喷嚏）可使症状加重。

患肢直腿抬高试验阳性，加强试验阳性。可有跟腱反射减弱及伸第 1 趾无力。小腿外侧及足外侧皮肤刺痛觉减退。相应脊椎椎间隙旁有压痛，并伴有下肢放射痛。椎间盘突出多为腰痛伴有一侧下肢的放射痛（疼痛由腰部经大腿后侧至小腿外侧或脚背外侧），腰椎 CT 检查可以确诊。CT、MRI 及椎管造影检查可发现髓核向椎管内突出。值得一提的是，当臀上皮神经卡压并发无症状性腰椎间盘突出症时，不要误诊为单纯的腰椎间盘突出症。

2. 棘上韧带和棘间韧带损伤

棘上韧带和棘间韧带损伤的症状和体征均非特异性。患者常有外伤史或腰痛反复发作史，尤其在稍有负重或突然挺腰时，容易发生下腰段疼痛，疼痛有时十分剧烈。患者弯腰时，常感到下腰部疼痛无力，有的患者弯腰时腰部有断裂样的感觉，有时还伴有骶棘肌紧张，以致出现强迫性体位等。

最为普遍的体征为下腰段棘突间及上部压痛明显，少数患者有放射到臀部的疼痛。但当患者同时有腿部放射疼痛时，则要鉴别是否已并发有椎管内病变，因为单纯棘间韧带损伤者是不会有腿部放射性疼痛症状的。

3. 劳累性腰痛

有的人经常腰部肌肉酸痛，休息一下好一些，干点活后腰痛又加重，这种情况是劳累性腰痛还是腰肌劳损呢？

其实，劳累性腰痛与腰肌劳损是有区别的：劳累性腰痛是指平时缺少运动锻炼的人，在一个比较集中的时间内进行大量活动后，所产生的一种广泛性腰部酸痛。按压腰部时可有明显的压痛点，一般来说无需用药治疗。

大多数腰肌劳损病人在发病前有急性腰扭伤病史，后因治疗不当使腰痛反复发作，最终导致或并发腰肌劳损。也有一部分腰肌劳损病人没有腰扭伤病史，而是由于长期从事弯腰劳动或者长期坐姿不当，使得腰肌长期处于紧张状态，而导致腰肌劳损。腰肌劳损起病隐匿，进展缓慢，症状消退得也慢。这些发病特点与劳累性腰痛不同，后者来得迅猛，去得也快。腰肌劳损的腰痛范围比较广泛，有时无明显的压痛点，捶打腰部可有舒服感。

4. 强直性脊柱炎

强直性脊柱炎多见于 20～40 岁，性格偏内向，男性多于女性，可以化验 HBLa-27，如果结果阳性可以确诊强直性脊柱炎。强直性脊柱炎患者多为脊柱区疼痛，可由颈椎开始逐渐至胸椎、腰椎和骨盆、双髋关节；或由双髋关节至颈椎。疼痛伴有晨僵（早期关节发僵），活动后可改善，活动过多又加重疼痛。而腰肌劳损多见于年龄偏大者，多为后背大肌肉的酸痛，不伴僵直，与工作习惯、强度有关。X 线检查多有骨质的退化和肌肉的钙化，按摩及理疗后可以缓解。

六、治　疗

（一）运动疗法

腰肌劳损的主要症状是腰部酸困和疼痛，腰痛较重者常伴有腰肌紧张性痉挛，腰部活动性受限，弯腰困难。严重者可影响日常工作和生活。实践证明，运动疗法对腰肌劳损有较好的效果。

通过腰部运动可增强腰部肌肉力量和延长肌肉能承担负荷所持续的时间；改善局部血液循环，消炎止痛，增强身体抵抗能力，恢复肌肉韧带弹性，松解粘连，使硬结组织软化，防止肌肉萎缩，纠正不良姿势等。

1. 仰卧保健法

患者取仰卧位，首先双脚、双肘和头部五点支撑于床上，将腰、背、臀和下肢用力挺起稍离开床面，维持至感到疲劳时，再恢复平静的仰卧位休息。按此法反复进行 10 分钟左右，每天早晚各锻炼一次。

2. 俯卧保健法

患者采取俯卧位，将双上肢反放在背后，然后用力将头胸部和双腿挺起离开床面，使身体呈反弓型，坚持至稍感疲劳为止。依此法反复锻炼 10 分钟左右，每天早晚各一次。如果长期坚持锻炼，可预防和治疗腰肌劳损和低头综合征的发生和发展。

3. 腰背部叩击按摩保健法

患者采用端坐位，先用左手握空拳，用左拳在左侧腰部自上而下、轻轻叩击 10 分钟后，再用左手掌上下按摩或揉搓 5 分钟左右，一日 2 次。然后，反过来用右手同左手运动法。自己感到按摩区有灼热感，效果更好。此运动法能促进腰部血液循环，能解除腰肌的痉挛和疲劳，对防治老年性腰肌劳损效果较好。

4. 腰部屈伸运动

站立，两足分开与肩同宽，两手叉腰，腰部肌肉放松，做好预备姿势。然后做腰部充分前屈和后伸动作各 8~16 次。

5. 腰部回旋运动

站立，两足分开与肩同宽，两手叉腰。腰部肌肉放松，做好预备姿势。腰部先缓慢做顺时针及逆时针方向旋转各 1 次，然后由慢到快、幅度由大到小，按顺、逆时针方向交替回旋各 8 次。

6. 腰部侧体运动

站立，两足分开与肩同宽，两手叉腰，腰部肌肉放松，做好预备姿势。然后做腰部向左、向右侧伸展各 8~16 次。

7. 滑墙运动

站立，两足分开与肩同宽，两臂叉于侧腰，背靠墙壁，慢慢下蹲向下滑动，直到呈坐姿，此时两膝弯曲，保持此姿势 5 秒钟，然后上滑回原姿势。重复做 8 次。

8. 伸腿运动

仰卧于床上，双臂放于身体两侧，一条腿屈膝踏在垫上，另一条腿抬起伸直，离垫 45°，持续 3~5 秒钟，恢复原位。换另一条腿按同法进行锻炼，各反复做 8~16 次。

9. 仰卧起坐运动

仰卧于床上，双臂放于身体两侧。双脚平放于垫上，缓慢地收腹，将头和上体抬起。两手臂向前平举，两手触膝持续 3~5 秒，恢复原位。反复做 8~16 次。

10. 飞燕运动

俯卧于床上，双臂放于身体两侧，双腿伸直，然后将头、上肢和下肢同时用力向上抬起，不要使肘和膝关节屈曲，要始终保持伸直，如飞燕状，持续 3~5 秒，恢复原位。反复做 8~16 次。

11. 拱桥运动

仰卧于床上，双腿屈曲，以双足、双肘和后头部为支点（五点支撑）。用力将臀部向上抬高，如拱桥状，持续 3~5 秒钟，恢复原位。随着锻炼的进展，可将双臂放于胸前，仅以双足和头后部为三个支点进行练习。反复做 8~16 次。

【注意事项】

（1）由于腰痛的病因较复杂，腰肌劳损发病时症状轻重不一，且易于反复发病，因此，医生的正确诊断和指导以及患者坚持治疗才可能取得满意效果。

（2）康复方法可选择其中一两种进行，也可用几种方法同时治疗。对腰部功能锻炼，一定要量力而行，循序渐进，从延长锻炼时间开始过渡到逐步增大强度。

（3）为了防止腰肌劳损的发生和复发，不仅平时要加强腰背肌锻炼，注意天气变化，夏天不要贪凉，还要注意工作、生活中的正确姿势和用力方法，以免加重病情。

（二）热敷或理疗

每晚可用热水袋等在疼痛部位热敷，也可用麸皮 1.5 千克，在铁锅内炒糊后，再加食醋 0.25 千克快速搅拌均匀后，装入自制布袋内，然后放置在腰痛部位再用被子盖好保暖热敷。也可自购远红外线热疗器等进行理疗。

此法能促进腰部血液循环，还能祛风湿、活血通络，对治疗腰肌劳损效果良好。

（三）药物疗法

腰肌劳损属顽固性痛症之一，目前对其尚无特效药物，根治比较困难，且易复发。治疗的原则是采取综合治疗、行为治疗的方法，调动患者的主观能动性，使其积极配合、参与治疗，才能取得较好效果。

1. 辨证施治

腰肌劳损有内伤、外感之分，虚实之别。内伤之痛，其证多虚，起病缓慢，经久不愈，其痛隐隐而兼见腰膝酸软，劳则加重；外感之痛，其证多实，起病较急，有积劳损伤气血瘀滞及感受风寒湿邪之不同。劳损气血瘀滞之痛，痛有定处，按之则痛剧，亦有痛如针刺刀割者。外感风寒湿邪之痛，冷痛重着，强硬拘急，阴雨天及夜卧则痛重，活动后痛减。

因此，痛有虚实，治分"通""补"。实证以"通"为主，重在祛邪通络；虚证以"补"为主，重在滋补肝肾，强筋壮骨。

（1）积劳伤损，气血瘀滞型

【主证】腰部刺痛或胀痛，痛有定处，或拘急板硬不舒，俯仰转侧不便，日轻夜重，痛处拒按，舌质紫暗或有瘀斑，脉涩。

【治法】舒筋活血、行气止痛。

【方药】调荣活络饮

当归 15 克，赤芍 12 克，桃仁 9 克，红花 9 克，大黄 6 克，独活 9 克，秦艽 9 克，川牛膝 15 克，桂枝 6 克，枳壳 10 克，青皮 10 克。

【加减】本方活血舒筋，通络止痛，兼有温经散寒，祛风除湿之功。若血瘀重者，加制乳香、制没药以增逐瘀通络之功；若筋脉拘急，僵硬不适，可加五加皮、伸筋草送服小活络丹，以舒筋活络，温化寒湿。

（2）风寒湿邪，痹阻经络型

【主证】腰部冷痛重着，拘急不舒，转侧不利，阴雨天及夜卧则痛重，得热或揉按则痛减，苔白腻，脉沉迟或缓。

【治法】温经散寒、祛风除湿、通络止痛。

【方药】独活寄生汤加减

独活 12 克，羌活 9 克，桑寄生 15 克，秦艽 9 克，细辛 6 克，当归尾 15 克，川芎 9 克，赤芍 9 克，防风 9 克，川牛膝 15 克，杜仲 15 克，桂枝 9 克，党参 9

克，茯苓 15 克，续断 15 克，威灵仙 15 克，五加皮 15 克。

【加减】本方辛散温补并用，具有祛风除湿，温经散寒，通络止痛，补益肝肾之功。若寒重痛剧者，加制川乌、麻黄以增温经散寒之力；若湿重者，加苍术、薏苡仁、防己以除湿；若寒湿郁久化热者，加苍术、黄柏以燥湿清热；若久治不愈者，加全蝎、地龙、蜈蚣、穿山甲等以搜风通络。

（3）肝肾亏虚，气血虚弱型

【主证】腰部酸痛，绵绵不已，喜揉喜按，腿膝无力，劳则加重，卧则痛减。常反复发作。偏阳虚者，伴有畏寒肢冷，少腹拘急，面色㿠白，舌淡，脉沉细。偏阴虚者，伴有心烦失眠，口干咽燥，手足心热，舌质红，脉细数。

【治法】补益肝肾、强筋壮骨。

【方药】补肾活血汤加减

熟地 12 克，山茱萸 9 克，枸杞子 12 克，补骨脂 12 克，菟丝子 15 克，肉苁蓉 9 克，当归尾 12 克，制没药 9 克，红花 9 克，独活 9 克，杜仲 9 克。

【加减】本方补益肝肾，益精血，通经络；有强筋壮骨，通络止痛之功。若偏肾阳虚者，可加制附子、肉桂以温补肾阳；偏肾阴虚者可加知母、黄柏，配服健步虎潜丸以滋阴降火，强筋壮骨。

2. 外用药物

（1）热敷疗法：用坎离砂加醋搅拌后局部热敷。适用于风寒湿邪痹阻型。

（2）外擦药：用红花油、正骨水、骨友灵等，在腰脊部两侧外擦。

（3）敷贴疗法：用温经通络膏外敷。敷贴药制作：乳香、没药、麻黄、马钱子各等量，共为细末，备用。外敷时，根据要敷贴面积的大小，取温经通络膏药末适量，用蜂蜜调如膏状，敷于患处。适用于风寒湿邪痹阻型。

3. 中医验方

（1）肝肾亏虚

腰痛酸软，喜揉喜按，腿膝无力，遇劳加剧，卧则痛减，反复发作。治以补益肝肾、强壮筋骨为主。

1）牛膝散

【组成】牛膝 30 克（去苗），制附子 22.5 克，熟地黄 30 克，五加皮 15 克，桂心 22.5 克，当归 22.5 克，赤茯苓 30 克，防风 15 克（去芦头），赤芍药 30 克，羚羊角屑 22.5 克，酸枣仁 22.5 克（微炒）。

【用法】上药研磨为粗散末。每次 9 克，以水 250 毫升，煎至 150 毫升，去渣，食前温服。

【功效】补肾壮腰，活血散瘀。

【主治】腰肌劳损，腰脚疼痛。

【来源】《太平圣惠方》。

2）劳痛饮

【组成】黄芪15克，杜仲、补骨脂各3克，核桃仁8个，红花1.5克。

【用法】酒煎。

【功效】益气活血，补肾壮腰。

【主治】劳伤腰痛。

【来源】《仙拈集》。

3）杜仲酒

【组成】杜仲、丹参、川芎各10克，桂心、细辛各3克。

【用法】水煎加酒服。

【功效】活血化瘀，益肾止痛。

【主治】腰肌劳损，腰痛不可忍。

【来源】《太平圣惠方》。

4）杜仲汤（1）

【组成】肉桂、乌药、杜仲、生地、赤芍、丹皮、当归尾、延胡索、桃仁、川断各3克。

【用法】酒煎服。

【功效】活血散瘀，壮腰止痛。

【主治】腰脊伤痛。

【来源】《伤科补要》。

5）杜仲汤（2）

【组成】杜仲、牛膝、苁蓉、续断、补骨脂各9克，当归、炙黄芪各12克，骨碎补6克。

【用法】水煎服。

【功效】补血活血止痛。

【主治】一切新旧损伤腰痛、腰部软组织伤及肾亏腰痛。

【来源】《伤科验方》。

6）腰伤2方

【组成】钩藤、续断、杜仲、熟地、当归、独活、牛膝各12克，威灵仙10克，桑寄生30克，白芍5克，炙甘草6克。

【用法】水煎服。每日1剂，药渣可再煎水熏洗，湿热敷腰部，敷完后做适当自主腰部活动。

【功效】补养肝肾，舒筋活络。

【主治】腰部损伤中、后期，腰部酸痛者。

【来源】《外伤科学》。

7）龙仙通络汤

【组成】北黄芪 20 克，地龙、钩藤、牛膝、路路通、泽兰、杜仲、丁公藤各 12 克，威灵仙、白芍、鹿衔草各 15 克。

【用法】水煎服。

【功效】祛风除湿，补益肝肾，通络止痛。

【主治】慢性腰痛。适用于后期之肝肾不足，经络闭阻型。

【来源】《骨伤科效方集》引彭汉士经验方。

8）六味补肾丸

【组成】熟地 24 克，淮山药（炒）15 克，山萸肉 12 克，丹皮 4.5 克，茯苓 6 克，泽泻（盐水炒）3 克，杜仲（盐水炒）9 克，牛膝（盐水炒）、补骨脂（盐水炒）各 3 克，鹿茸（酥炙）6 克。

【用法】上为细末，炼蜜为丸，如绿豆大。每次 9 克，淡盐汤送服。

【功效】补肾壮腰。

【主治】肾虚腰痛。

【来源】《不知医必要》。

9）补气调血汤

【组成】黄芪、党参、鸡血藤各 30 克，当归、木瓜、牛膝、川断、菟丝子、威灵仙各 50 克，白芍 20 克，炙甘草 10 克。

【用法】每日 1 剂，水煎 2 次合汤，分早晚温服，7 日为 1 疗程。

【功效】理气调血，强壮筋骨。

【主治】腰肌劳损。

【来源】《中医辨病专方手册》。

10）补肾壮阳汤

【组成】熟地 15 克，杜仲、狗脊、菟丝子各 12 克，川断、牛膝各 9 克，丝瓜络、肉桂、炮姜各 6 克，生麻黄、白芥子各 3 克。

【用法】水煎服。

【功效】温经通络，补益肝肾。

【主治】腰肌劳损，腰部酸痛，遇寒甚劳则甚。

【来源】《伤科疑难析释》。

11）芍甘木瓜汤

【组成】白芍、鸡血藤各 30 克，木瓜、威灵仙、牛膝各 15 克，杜仲 18 克，甘草 6 克。

【用法】水煎服。

【功效】补益肝肾，舒筋活络，解痉止痛。

【主治】腰肌劳损，也可用于治疗腰椎退行性病变，腰椎间盘突出症，肾虚寒痹之腰腿痛。

【来源】《实用方剂大全》。

12）补肾壮骨汤

【组成】杜仲、枸杞、骨碎补、芡实、酒续断、补骨脂、狗脊各9克，煅狗骨15克。

【用法】水煎服。

【功效】补肾壮骨。

【主治】腰部伤筋，肾气虚弱，腰部酸痛。

【来源】《林如高正骨经验》。

13）补肾养血汤

【组成】当归、川连、川芎、桔梗各6克，茯神、生地、益母草、人中白各9克，甘草3克，枸杞子15克。

【用法】水煎服。

【功效】活血散瘀，补肾养血。

【主治】腰部挫伤，腰肌劳损。

【来源】《林如高正骨经验》。

14）养血壮筋汤

【组成】当归、白芍、熟地、白术、木瓜、牛膝、知母、陈皮、茯苓（原书无剂量）。

【用法】水煎服。吃药后饮酒适量。

【功效】补益肝肾，养血壮筋。

【主治】腰肌劳损，腿膝不能行走。

【来源】《万氏家抄方》。

15）桃仁杜仲汤

【组成】红花、桃仁、羌活、赤芍、炒杜仲、川断、木瓜、小茴香、补骨脂各9克。

【用法】水煎服。

【功效】补肾壮腰，活血理气。

【主治】腰部扭伤（初期），伤及肾气，腰肌劳损。

【来源】《千家秘方》。

16）补肾止痛汤

【组成】肉苁蓉、补骨脂、菟丝子、黄精各10克，杜仲12克，小茴香、地龙、丹皮、没药各 3 克。

【用法】水煎服。

【功效】补肾止痛。

【主治】肾虚腰痛。

【来源】《骨伤科效方集》引杜宁经验方。

17）健步虎潜丸

【组成】龟胶 2 份，鹿角胶 2 份，虎胫骨 2 份，何首乌 2 份，川牛膝 2 份，杜仲 2 份，锁阳 2 份，当归 2 份，熟地 2 份，威灵仙 2 份，黄柏 1 份，人参 1 份，羌活 1 份，白芍 1 份，白术 1 份，大川附子 1 份半，蜜糖适量。

【用法】共为细末，炼蜜为丸，如绿豆大。每服 10 克，空腹淡盐水送下，每日 2~3 次。

【功效】补肝肾，通经络，壮筋骨。

【主治】腰肌劳损，血虚气弱，筋骨萎软无力，步履艰难。

【来源】《伤科补要》。

18）补肾壮筋汤

【组成】熟地 15 克，当归 10 克，白芍 15 克，山茱萸 15 克，茯苓 15 克，续断 20 克，牛膝 10 克，五加皮 10 克，青皮 10 克。

【用法】加水 50 毫升，煎取 30 毫升，温服每日 1 剂，20 日为 1 疗程。

【功效】补肝肾，强筋骨。

【主治】肝肾亏虚之腰肌劳损。

【来源】《中医辨病专方手册》。

19）益肾通络汤

【组成】熟地 15 克，山茱萸 12 克，桑寄生 15 克，杜仲 15 克，牛膝 15 克，独活 15 克，威灵仙 5 克，细辛、川芎、党参各 9 克，黄芪 30 克，归尾 15 克，桂枝 6 克。

【用法】每日 1 剂，水煎 2 次，取汁 50 毫升，早晚饭后温服，7 日为 1 疗程。

【功效】补益肝肾，活血通络，宣痹止痛。

【主治】腰肌劳损。

【来源】《中医辨病专方手册》。

20）补肾活血汤

【组成】熟地 10 克，杜仲 3 克，枸杞子 3 克，补骨脂 10 克，菟丝子 10 克，当归尾 3 克，没药 3 克，山萸肉 3 克，红花 2 克，独活 3 克，肉苁蓉 3 克。

【用法】水煎服。

【功效】补肾壮筋，活血止痛。

【主治】损伤后期各种筋骨酸痛无力等症，尤以腰部伤患更宜。

【来源】《伤科大成》。

21）补骨脂益损汤

【组成】补骨脂、当归、生黄芪、狗脊、续断、菟丝子、怀牛膝各30克，山茱萸、姜黄、延胡索各20克。

【用法】每日1剂，水煎服，10日为1疗程。

【功效】壮水益土，补肾健脾。

【主治】脾肾两虚之腰肌劳损。

【来源】《中医辨病专方手册》。

（2）风寒湿痹

腰部冷痛重着，喜温畏冷，转侧不利，痛位不固定，逐渐加重。静卧痛不减，遇阴雨天则加重。舌淡，苔薄腻，脉浮滑。治以祛风散寒，除湿通络为主。

1）养肾散

【组成】全蝎15克，大麻9克，苍术30克，草乌头（生，去皮、脐）6克。

【用法】上为细末，拌匀。每次3克，豆淋酒调服，麻痹少时，疾随药气顿愈；骨髓中痛，用胡桃肉酒调服。

【功效】祛风散寒，除湿蠲痹。

【主治】风寒湿邪痹阻，腰肌劳损。

【来源】《百一选方》。

2）地龙散

【组成】地龙（白颈者，于瓦上炒）150克，附子（炮裂，去皮、脐）60克，蒺藜子（炒，去角）、赤土豆（炒）各75克。

【用法】上药研磨为散。每次6克，空心及晚食前用生姜酒调服。

【功效】祛风散寒，化湿通络。

【主治】腰肌劳损。

【来源】《圣济总录》。

3）活血酒

【组成】乳香、没药、血竭、香附、羌活、甲珠、自然铜、木瓜、独活、川断、虎骨、川芎各15克。木香、肉桂各6克，贝母、小茴香、厚朴各9克，川乌、草乌、白芨各3克，麝香1.5克，紫荆皮、当归各24克。

【用法】上药取高粱酒依法制成药酒，每次服15毫升，一日2次，亦可外用。

【功效】祛风除湿，舒筋活血。

【主治】扭挫伤后期，寒湿腰腿病。

【来源】《中医外伤科学》

4）舒筋丸

【组成】川牛膝30克，木香30克，补骨脂（盐炒）15克，穿山甲（炙）15克，杜仲（炒）15克，熟地60克，白芷15克，山茱萸（炙）30克，钻地风15克，泽泻30克，藁本30克，马钱子（炙，去毛）30克，续断15克，蜈蚣3克，全蝎15克，厚朴（炙）15克，钩藤15克，红花15克，当归15克，黑豆240克，芝麻130克，桂枝15克，羌活15克，独活15克，秦艽15克，狗脊（烫，去毛）15克，白术（炒）30克，千年健30克，威灵仙30克，何首乌（炙）30克，川乌（炙）120克，草乌（炙）120克，土茯苓30克，肉桂（去粗皮）15克。

【用法】上为细末，炼蜜为丸，每丸重6克。每次1丸，温开水送服，一日2次。

【功效】舒筋活络，追风散寒。

【主治】外受风寒，肩背疼痛，腰酸腿痛，四肢麻木，步履艰难。

【来源】《北京市中药成方选集》。

（3）气滞血瘀

腰部疼痛较重，痛位固定，轻度肿胀，活动明显困难，舌或有瘀斑，脉弦或涩。治以活血化瘀，舒筋活络为主。

1）壮筋养血汤

【组成】当归9克，川芎6克，白芍9克，续断12克，红花5克，生地12克，牛膝9克，牡丹皮9克，杜仲6克。

【用法】水煎服。

【功效】活血养血，壮筋止痛。

【主治】腰肌劳损。

【来源】《伤科补要》。

2）活血舒筋汤

【组成】当归尾、赤芍、片姜黄、伸筋草、松节、海桐皮、落得打、路路通、羌（独）活、防风、续断、甘草各等份。

【用法】水煎服。

【功效】活血祛瘀，舒筋活络。

【主治】腰肌劳损。

【来源】《中医伤科学讲义》。

3）地龙散

【组成】肉桂、地龙各1.2克，黄柏、甘草各3克，羌活6克，苏木1.8克，麻黄1.5克，桃仁6个，当归梢0.3克，独活3克。

【用法】上药研磨为末。每次15克，用水300毫升，煎至150毫升，去渣。

温服。

【功效】活血祛瘀，温经止痛。

【主治】腰肌劳损。

【来源】《兰室秘藏》。

4）桃红四物汤

【组成】桃仁9克，红花6克，白芍、当归、熟地、川芎各9克。

【用法】水煎服。

【功效】养血活血。

【主治】瘀血型腰肌劳损。

【来源】《玉机微义》。

5）损伤药酒

【组成】红花6克，黄芩5克，乌药、茯苓、生地、五加皮、杜仲、牛膝、远志、麦冬、秦艽、丹皮、松节、泽泻、元胡各15克，当归、枸杞子各18克，虎骨24克，桃仁、阿胶各12克，续断、补骨脂、枳壳、桂枝、香附各9克。

【用法】浸酒。每日饮1杯。

【功效】活血舒筋。

【主治】腰肌劳损。

【来源】《中医伤科学讲义》。

（四）饮食疗法

腰肌劳损的饮食原则是常吃具有壮腰补肾、活血通络功效的食品，如里脊肉、虾、动物肾脏、核桃、栗子、山楂、丝瓜、枸杞子等。

1. 核桃

大多数人都知道核桃有补脑的效果。其实，常吃核桃还可以防治腰肌劳损。这是因为核桃具有补肾强腰的功效。将核桃仁5～15克，与绿茶0.5～1克、白糖25克一起用沸水冲泡，搅拌均匀即可服用。每日1次，分2次服下，对治疗腰肌劳损有效。

需要注意的是，一次吃核桃不可过多，否则会影响消化。另外，核桃外面的褐色薄皮最好不要剥去，以免造成营养流失。

2. 枸杞子

枸杞子为中医常用的滋补药物，性平和，味甘甜。枸杞子的补虚作用重点在补肾，治肾虚、腰痛疗效显著。肾虚、腰痛患者可选用枸杞羊肾汤，即枸杞子30克，羊肾1对，加水熬炖，饮汤食肾，有较好的缓解腰痛的效果。

3. 韭菜

韭菜不仅是一种常用的蔬菜，还具有药用价值。中医认为韭菜有温补肝肾、助阳固精的作用，在药典上有"起阳草"之称。其叶和根有散瘀、活血、疏肝通络等功效，因此对腰肌劳损引起的腰痛也有一定的治疗效果。核桃炒韭菜的效果就很好，两者搭配，治疗腰痛的效果更好。可取核桃仁 30 克，韭菜 120 克，先用芝麻油将核桃炒黄，然后放入韭菜翻炒，熟后食用。每日 1 次。

4. 山楂

山楂又名山里红、胭脂果，它具有很高的营养和药用价值。中医认为，山楂具有消积化滞、收敛止痢、活血化瘀等功效。腰痛患者最好生食山楂，因为生山楂活血化瘀效果最好。山楂用量一般为 10~15 克，大剂量可用至 30~120 克，过量食用会导致营养不良、贫血。

食用后及时刷牙漱口，以免对牙齿不利。

5. 栗子

栗子又称"肾之果"。中医认为，栗子能养胃健脾、壮腰补肾、活血止血。因此，对于腰肌劳损患者来说，多吃些栗子也是有好处的。栗子粥、炒板栗都是比较好的食品。尤其是栗子粥，老少咸宜，可用板栗 50 克，粳米 100 克，煮粥食之。

栗子生吃难消化，熟食又易滞气，所以，一次不宜多食。最好在两餐之间做零食用。另外，变质的栗子不可再吃。

常用药膳方：

1. 韭子桃仁汤

【原料】炒韭菜子 6 克，胡桃仁 5 枚。

【做法】将炒韭菜子、胡桃仁共置锅中，加清水 200 毫升，急火煮开 3 分钟，文火煮 10 分钟，加入少许黄酒，分次食用。

【功效】壮阳益肾，温暖腰膝。

【主治】肾阳虚型腰痛，怕冷、遇寒尤剧者。

2. 羊肉米粥

【原料】羊腿肉 250 克，粳米 200 克。

【做法】羊腿肉洗净，切成小块，开水浸泡，去浮沫，置锅中，加粳米及清水 500 毫升，急火煮开 3 分钟，文火煮 30 分钟，成粥，趁热食用。

【功效】补肾阳，通筋脉，壮腰脊。

【主治】肾阳虚型腰肌劳损、腰痛久不愈、经常复发、遇冷尤剧、四肢不温者。

3. 良姜猪脊骨粥

【原料】良姜（高良姜）10 克，薏米 30 克，生姜 10 片，杜仲 10 克，桑寄生

20 克，猪脊骨 250 克，粳米 120 克，盐适量。

【做法】将良姜、薏米、生姜、杜仲、桑寄生洗净，一起入砂锅煎水去渣，再加入洗净的猪脊骨和粳米，煮成粥，加盐调味即可。

【功效】温中止痛，补骨髓，滋肾阴，补虚损。

【主治】寒湿型腰肌劳损，腰痛、阴雨天受凉或劳累后加重，喜暖畏寒、重着乏力、不能直立、活动欠佳者。

4. 薏米生姜羊肉汤

【原料】薏米 50 克，生姜 20 克，羊肉 250 克，盐适量。

【做法】羊肉洗净，切块。薏米、生姜洗净，与羊肉块一起放入砂锅，加清水小火炖约 1 小时至熟，加盐调味即可。

【功效】消水肿，补气血，温肾阳，止痛。

【主治】寒湿型腰肌劳损，腰痛、阴雨天受凉或劳累后加重，喜暖畏寒、重着乏力、不能直立、活动欠佳者。

5. 燕窝粥

【原料】燕窝 30 克，粳米 50 克。

【做法】粳米、燕窝加清水 500 毫升，大火煮开 2 分钟，再改为小火慢煨 20 分钟，然后趁热食用。

【功效】添精补髓，补气强腰。

【主治】肾阴虚型腰肌劳损，腰部疼痛、形体消瘦、五心烦热者。

6. 双鞭壮阳汤

【原料】牛鞭 500 克，狗鞭 200 克，枸杞子 20 克。

【做法】将牛鞭入开水中浸泡 3 小时，然后顺尿道对剖成两半，刮洗干净；将狗鞭洗净，同入温油中浸泡，以微火炸酥，捞起，放入开水锅中泡洗干净。将牛鞭、狗鞭放入锅内，加入清水 500 毫升，加黄酒、姜、葱，急火煮开 5 分钟，加入枸杞子，改文火煮 30 分钟，分次食用。

【功效】暖肾壮阳，益精补髓。

【主治】肾阳虚型腰肌劳损，腰膝酸软、疼痛、周身无力、畏寒怕冷、头晕者。

7. 韭菜子粥

【原料】韭菜子 10 克，粳米 50 克。

【做法】韭菜子、粳米洗净后，加清水 250 毫升煮粥。大火煮开 3 分钟后改为小火煨，30 分钟后即可食用。

【功效】壮阳固精，温暖腰膝。

【主治】肾阳虚型腰肌劳损者。

8. 红烧狗肉

【原料】狗腿肉 250 克，黄酒、姜、葱各适量。

【做法】将狗腿肉洗净，切成块，开水浸泡 2 小时，去浮沫。然后再加少许清水煮开，加黄酒、姜、葱等调味，小火煮 30 分钟，再加醋、酱油、白糖，分次食用。

【功效】补中益气，温肾助阳。

【主治】肾阳虚型腰肌劳损。

9. 桑麻粥

【原料】桑叶 20 克，芝麻 20 克，粳米 50 克。

【做法】桑叶、黑芝麻洗净焙干，研成末，置锅中，加清水 500 毫升，加粳米，急火煮开 5 分钟，文火煮 30 分钟，成粥，趁热食用。

【功效】滋阴补肾，强筋通络。

【主治】肾阴虚型腰肌劳损，腰部疼痛伴午后潮热者。

10. 猪腰杞子汤

【原料】猪腰子 2 只，枸杞子 20 克，黄酒 20 毫升，生姜、葱少许。

【做法】猪腰子剖开洗净，切成小块，开水浸泡 1 小时，去浮沫，置锅中，加枸杞子、姜、葱、黄酒，加清水 200 毫升，急火煮开 3 分钟，文火煮 20 分钟，分次食用。

【功效】滋阴补肾强腰。

【主治】肾阴虚型腰肌劳损，腰部疼痛、牵及下肢、五心烦热、口干舌红者。

11. 芝麻酒

【原料】黑芝麻 50 克，白酒 500 毫升。

【做法】黑芝麻炒熟，置瓶中，加白酒，密封 3 周，分次饮用，每日 1~2 次，每次 15~20 克。

【功效】滋阴强腰，活血通络。

【主治】肾阴虚型腰肌劳损。

12. 黄酒炖韭菜

【原料】韭菜 50 克，黄酒 100 毫升。

【做法】韭菜洗净后切丝，与黄酒同炖，沸后趁热服用。

【功效】祛瘀通络。

【主治】气滞血瘀型腰肌劳损，外伤性腰痛不愈、痛处固定者。

13. 青果大枣茶

【原料】青果 3 枚，大枣 6 枚。

【做法】将青果打碎后与大枣一同放入杯中，开水冲泡，代茶饮用。

【功效】活血止痛生津。

【主治】气滞血瘀型腰肌劳损，腰部疼痛、皮肤青紫、疼痛固定不移者。

14. 金针赤小豆汤

【原料】金针菜 20 克，赤小豆 25 克，黄酒 25 毫升。

【做法】金针菜、赤小豆洗净，置锅中，加清水 200 毫升同煮 30 分钟，去渣取汁，与黄酒一起温服。

【功效】化瘀消肿止痛。

【主治】气滞血瘀型腰肌劳损，腰部疼痛固定、局部肿块、双下肢水肿者。

15. 桃仁姜枣汤

【原料】桃仁 25 克，生姜 10 克，大枣 10 枚。

【做法】桃仁洗净，置锅中，加清水 200 毫升，加生姜、大枣，急火煮开 3 分钟，文火煮 20 分钟，分次食用。

【功效】活血行瘀止痛。

【主治】气滞血瘀型腰肌劳损，腰部疼痛不移、有外伤史者。

16. 甜菜根粥

【原料】甜菜根 30 克，粳米 50 克。

【做法】甜菜根洗净切碎，置锅中，加粳米，加清水 500 毫升，急火煮开 5 分钟，文火煮 30 分钟，成粥，趁热食用。

【功效】活血通络止痛。

【主治】气滞血瘀型腰肌劳损，腰部疼痛、触痛或皮肤青紫斑者。

17. 鳗鱼山药汤

【原料】鳗鱼 1 条，山药 20 克。

【做法】鳗鱼活杀，去鳃、内脏，山药洗净。鳗鱼、山药置锅中，加清水 500 毫升，加姜、葱、黄酒、精盐等，急火煮开，去浮沫，改文火煮 20 分钟，分次食用。

【功效】祛风湿，补虚通络。

【主治】风寒湿型腰肌劳损，腰部疼痛伴四肢关节酸痛、游走不定、有类风湿关节炎病史者。

18. 茯苓酒

【原料】茯苓 50 克，白酒 500 克。

【做法】茯苓洗净，置瓶中，加白酒，密封 3 周，分次饮服，每日 2 次，每次 10～20 克。

【功效】清热利湿。

【主治】湿热型腰肌劳损，腰部疼痛伴发热、舌苔黄腻者。

19. 薏苡仁米粥

【原料】薏苡仁 50 克，粳米 50 克。

【做法】薏苡仁洗净，置锅中，加粳米，加清水 500 毫升，急火煮开 3 分钟，文火煮 30 分钟，成粥，趁热食用。

【功效】清热利湿。

【主治】湿热型腰肌劳损，腰部酸痛、小便赤热或发热、全身小关节畸形改变者。

20. 枸杞羊肾粥

【原料】鲜枸杞叶 500 克，羊肾 2 只，粳米 250 克，食盐、五香粉各适量。

【做法】枸杞叶洗净切碎，羊肾洗净，去筋膜、切碎。将二料与粳米一起放入锅中加水适量，用小火煨烂成粥，加调味品食用。

【功效】壮元阳，补肾气。

【主治】肾虚或老年性腰膝痛、脚跟痛等病症。

21. 鹌鹑枸杞杜仲汤

【原料】鹌鹑 1 只，枸杞 30 克，杜仲 15 克，食盐少许。

【做法】鹌鹑去毛及内脏，加入枸杞和杜仲一起放入锅中加水共同煎煮，去药渣后，加入食盐，食肉饮汤。

【功效】补益肝肾精血。

【主治】身体瘦弱，阳痿，遗精，尿频，遗尿，腰膝酸软等。

22. 续断杜仲猪尾汤

【原料】猪尾 2 条，续断、杜仲各 25 克，食盐少许。

【做法】猪尾去毛洗净，加入续断、杜仲一起放入砂锅内煮熟，加盐少许，去药渣。食猪尾饮汤。

【功效】补益肝肾，壮骨填髓。

【主治】肝肾亏虚，腰背酸痛，阳痿，遗精，陈旧性腰部损伤，腰腿痛等。

23. 核桃黑豆猪肾汤

【原料】猪肾 2 只，黑豆 100 克，核桃肉 50 克，陈皮 5 克，小茴香 5 克，生姜 2 片。

【做法】黑豆放入热锅中，用慢火炒至豆衣裂开，洗净；核桃肉、猪肾分别用清水洗净，猪肾中间切开，去除白色筋膜。将以上备用料一齐放入砂锅内，加清水适量，武火煮沸后，改用文火煲 2 小时，调味供用。

【功效】双补肾阴肾阳。

【主治】肾虚腰痛者。

24. 龟肉杜仲汤

【原料】龟肉 250 克，核桃仁 30 克，杜仲 10 克。

【做法】以上材料一起放入锅中共同煮熟。去掉杜仲后，食用龟肉和核桃仁，饮汤，连服 3 日，间断服用。

【功效】补肾填精，养气益血。

【主治】慢性腰肌劳损日久，肝肾虚弱，四肢冷痛，酸软无力，失眠多梦，出虚汗等。

25. 莲藕红枣猪脊髓骨汤

【原料】莲藕 250 克，红枣 5 个，猪脊髓骨 500 克，生姜 2~3 片。

【做法】将莲藕洗净、去节，红枣去核，洗净稍浸泡，猪脊髓骨洗净，用刀背打碎。然后一起放进瓦煲内，加入清水 2500 毫升（约 10 碗水量），先用武火煲沸后，改用文火煲至 2 个半小时，调入适量食盐便成。

【功效】补阴益髓，健身壮骨。

【主治】此汤对陈旧性腰肌损伤，虚性、慢性腰痛有辅助治疗作用，同时可治病后气血虚弱者之脸色苍白、腰膝酸软、四肢乏力等症。

（五）足浴疗法

【方一】地龙 9 克，苏木 9 克，桃仁 9 克，土鳖 9 克，麻黄 3 克，黄柏 3 克，元胡 10 克，制香、没药各 10 克，当归 12 克，川断 12 克，乌药 12 克，甘草 6 克。煎水浴足。

【方二】独活 15 克，秦艽 15 克，细辛 5 克，威灵仙 20 克，党参 15 克，当归 12 克，桑寄生 20 克，白术 15 克，桂枝 10 克，茯苓 12 克，熟地 15 克，防风 15 克，牛膝 20 克，甘草 3 克，黄芪 50 克，党参 30 克，干姜 15 克，苍术 20 克，制川乌 15 克，制草乌 15 克。煎水浴足。

【方三】桃仁 10 克，红花 10 克，当归 15 克，元胡 20 克，赤芍 15 克，生地 20 克，川芎 10 克，制乳香、没药各 10 克，杜仲 20 克，三七 10 克（研末冲服）香附 12 克，全虫 12 克，蜈蚣 3 条，五加皮 25 克。煎水浴足。

【方四】香附 20 克，青皮 15 克，当归 15 克，元胡 20 克，郁金 12 克，赤芍 15 克，白芍 15 克，制乳香 10 克，制没药 10 克，降香 6 克，大黄 15 克，枳壳 12 克，土元 15 克，穿山甲 6 克，徐长卿 30 克。煎水浴足。

（六）醋疗偏方

1. 活血止痛方

【处方】当归 50 克，红花 30 克，乳香、没药各 20 克，牛膝 15 克，醋 30 毫升。

【用法】将前 5 味浸入醋内，泡 4 小时，再加热煮沸 5~10 分钟，用纱布浸药汁，趁热熏洗腰眼处，冷则再换，一次熏洗 4~6 小时，一日 1 次，7~10 次为 1 个疗程。

【功效】活血止痛。适用于腰肌劳损。

2. 茶醋方

【处方】茶叶 5 克，食用醋 50 毫升。

【用法】将茶叶加水煎汤 200 毫升，去渣取汁，加入食用醋调匀，顿服。

【功效】缓急止痛，活血散瘀。主治腰痛难转。

3. 热醋外敷方

【处方】醋 300 毫升。

【用法】将醋倒入盆中，加热水半盆，再将毛巾浸上热醋水，热敷小腿、腰背。

【功效】止痛。适用于两腿酸痛、腰背痛。

4. 醋糟敷方

【处方】醋糟 1500 克。

【用法】先将醋糟炒热，以不烫皮肤为度，装入小布袋中，睡前敷患处 1~2 小时。

【功效】缓急止痛。适用于腰腿疼痛。

5. 小麦麸醋方

【处方】小麦麸 1000~1500 克，醋 500~1000 毫升。

【用法】将上两味拌和共炒，趁热装入布袋内扎口，热敷患处，凉后再炒，每日敷 2~3 小时。

【功效】祛风燥湿，止痛。适用于风湿性腰腿疼痛。

七、预防和保健

1. 预防

"腰肌劳损"既是多种疾病的一个症状，又可作为独立的疾病。腰肌劳损的患者多有腰部过劳或不同程度的外伤史。腰肌劳损的症状主要是腰部酸痛，时轻时重，反复发作，劳累时加重，休息后减轻。从这几个方面考虑，腰肌劳损的腰痛是可以预防的。

（1）腰肌劳损患者应特别注意坐、立、卧姿势，良好的坐、立、卧姿势可有效地防治腰肌劳损。

首先是坐姿。患者应选择硬背靠椅，并在靠椅上垫上薄薄的软垫，坐时臀部紧靠椅背，使腰椎间前凸50°，然后稍微放松，或在腰部放置靠垫，双肩胛骨紧靠椅背。特别是常年坐着的人，腰背肌肉比较薄弱，容易损伤。因此，应有目的地加强腰背肌肉的锻炼，如做一些前屈、后伸、左右腰部侧弯、回旋以及仰卧起坐的动作，使腰部肌肉发达有力，韧带坚强，关节灵活，减少生病的机会。

其次是立姿。正确的姿势为挺胸、收腹、提臀、提肛，腰椎间前凸50°，然后再放松，可防腰痛。

最后是卧姿。腰肌劳损急症者应选择硬板床，仰卧位时腰下垫层薄薄的软枕头，侧卧时，双膝可屈曲，但睡觉时腰部应尽量放平。

要注意自我调节，劳逸结合，避免长期固定在一个动作上和强制的弯腰动作。如站久了可以蹲一蹲，蹲下不仅使腰腿肌肉得到放松休息，而且也减少了体能的消耗。再就是注意生活中的各种姿势，如从地上提取重物时，应屈膝下蹲，避免弯腰加重负担；拿重物时，身体尽可能靠近物体，并使其贴近腹部，两腿微微下蹲；向高处取放东西时，够不着不宜勉强；睡眠时应保持脊柱的弯曲等。

（2）患者还应减少弯腰的次数，捡物品时尽量蹲下去捡，减小弯曲的幅度，举重物时不可弯腰提举，应先半蹲后再提举，举起时腰椎尽量向前凸，使腰椎受力均匀些。如果患者的腰肌劳损急性发作了，应卧床休息一段时间，尽量以少运动为宜。

（3）枕头高低适中

枕头的高低除了对颈椎会有一定的影响外，对腰椎也是有影响的。因为枕头对维持人体本身自然的生理曲线有着重要作用。枕头过高，会使腰椎生理前凸变直或消失，这样就会引起腰肌劳损。枕头过低，会给腰椎增加不合理的负担。

对于腰痛患者来说，应以高低适中、硬些的枕头为好。一般可选择荞麦皮、蒲绒、木棉、绿豆壳等物作为充填物。高度以头颈部压下后与自己的拳头高度相等或略低一些为宜。

（4）床铺软硬要适度

对身患脊柱疾病的人来讲，各类软垫弹簧床或沙发床对健康是十分不利的。因为这样的床软，易变形，会使人体正常的脊柱生理弯曲改变，人体相关的肌肉、韧带得不到充分的放松和休息，从而出现腰酸疼痛的感觉。

一般来讲，应选择既可以使全身得到休息，但又不过度改变脊柱的生理弯曲的床最为理想。在硬板床上加一个 5~10 厘米厚的软垫即可。选择水床更好，既柔软舒适，又不会导致脊柱变形。

（5）少穿高跟鞋

穿高跟鞋站立行走，会因骨盆的轻度前倾及腰后伸，导致腰背部肌肉持续紧张，也易产生腰肌劳损。所以，最好少穿高跟鞋，应选择一般布鞋或皮鞋，鞋跟不要高于 3 厘米，鞋底呈斜坡状为宜。

（6）肥胖者应减肥，以减轻腰部的负担。

（7）避免潮湿和受寒也是很重要的。

2. 保健方法

（1）游泳：游泳是人们普遍喜爱的一项体育运动。同时，游泳还可以起到预防腰肌劳损的作用。因为游泳时腰部得到运动，周围的肌肉得到放松，从而使紧绷的肌肉得到缓解。对于久坐一族而言，游泳不失为一种很好的健身运动。

（2）放风筝：对于一些爱好户外运动的人来说，平时放放风筝，不仅可以愉悦身心，亲近自然，对腰肌劳损也有一定的预防作用。

因为放风筝时，需要手牵引线、来回奔跑、有张有弛，使手臂、腰部及腿部的肌肉得到有效锻炼。所以，对于许多伏案工作者而言，放风筝是锻炼脊柱的最好方法之一。

（3）倒走：倒走散步的锻炼方法，可以使人体骨盆倾斜方向与正常前行时相反，从而使腰部肌肉得到松弛和调节，有利于劳损部位的康复。此外，倒走还可以起到舒筋活络、强身健骨的作用，长期坚持下来，对改善腰背疼痛的症状有很好的效果。

值得注意的是，倒走时一定要选择相对开阔、平坦、安全性好的场地。双手叉腰或左右摆动，挺胸收腹，脚尖稍离或轻擦地面，并配合深呼吸。每日 2 次，每次 5~10 分钟，运动量以锻炼后少量出汗、有轻微的疲劳感为宜。

（4）伸懒腰：长期伏案工作的人，由于腰部骨骼经常处于不自然的曲度，容易造成腰肌劳损、腰椎间盘突出等疾病。而伸懒腰通常是腰往前、手往后的拉伸过程，这样正符合人体骨骼原有的姿态。另外，还可以学学以下动作，对预防腰肌劳损会有不错的效果。

1）小燕飞：面部向下俯卧，膝盖伸直，双臂背在身后，上身向后仰，腿部往上抬，这样保持一段时间。

2）猫式懒腰：双膝、双手跪趴在床上，双肩上耸，拱背缩腹，然后双肩放松，腰部下沉使脊柱凹下，做猫伸懒腰状。

以上动作每天做4~8次，每次20个。

（5）下蹲：对于不便行动的老年人来讲，多做下蹲动作也可以起到预防腰肌劳损的作用。下蹲可以改善下肢的血液循环及神经功能，促进下肢的血脉相通。下蹲时，由于大腿与腹部肌肉的碰撞、臀部肌肉的收缩与舒张，以及腰部的屈伸运动，可对腰部产生很好的锻炼作用。

老年人在锻炼时，最好找一件借力的工具，如手扶床头或门框都可以。

中　篇

腰肌劳损中医疗法

　　从中医理论来理解，腰痛是以外因、内因及不内外因而引发的一组临床症状，治疗应当辨证论治。

　　在外因方面，腰痛是以外感风寒湿引起的病因为主。在内因方面，腰痛是以肾阳虚和肾阴虚为主。在不内外因方面，腰痛是虚证和实证的辨证为主。实者，是以腰痛较剧烈，其痛状如锥刺，痛有定处而拒按，俯仰不便，是属于瘀血腰痛，其他尚有闪挫腰痛及坐骨神经痛等。虚者，其腰痛隐隐发作，腰部酸软，喜按喜揉，遇劳更甚，卧则减轻，这是属于腰肌劳损引发的腰痛。

　　腰肌劳损可以通过按摩、拔罐、刮痧等方法进行治疗。

一、腰肌劳损按摩疗法

　　中医认为，劳逸不当，造成气血、筋骨活动失调，腰背部经络筋膜劳损，脉络受阻，瘀血凝滞，不通则痛。按摩对腰背部的软组织劳损有良好的治疗效果。

（一）腰肌劳损手部按摩疗法

　　手部按摩又称手部反射区按摩保健法、手疗等，是操作者运用一定的推拿按摩手法，或借助于适宜的推拿按摩工具，作用于手部的一定部位，主要是手部的病理反射区或经穴、奇穴等部位，施以特定的、有效的按摩刺激以疏通局部气血、调整脏腑虚实、调和气血，起到扶正祛邪、疏通经络等作用，从而达到治病防病养生健体目的的一种治疗方法。

　　手部按摩既可以补益肝肾、疏利筋骨、通络止痛，还能增强机体的免疫功能，促进本病的康复。

　　【穴位选择】 选择后溪、合谷穴和腰痛点（图1-1）。

　　【反射区选配】 按揉或推按腰椎、骶骨、尾骨、肾、肾上腺、腹腔神经丛、垂体、膀胱、输尿管、甲状旁腺等反射区。

　　【按摩手法】

　　1. 点按或拿捏后溪、合谷等穴位，且按腰痛点，同时活动腰部，每穴各按摩20~30次。

　　2. 按揉或推按反射区各100~150次，重点反射区是腰椎、骶骨、尾骨、肾、肾上腺。

　　每天按摩1次，10次为1个疗程。经过几个疗程的治疗后，如症状明显减轻，

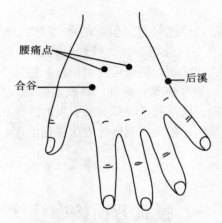

图 1-1　腰肌劳损有效穴位

可减少操作次数至一半量，但仍须坚持下去，以巩固疗效，并防止复发。

【注意事项】

1. 避免受凉、外伤、劳损等不良因素的刺激。

2. 患者在劳动中要注意尽可能变换姿势，纠正习惯性不良姿势。

3. 患者应当睡硬板床或者比较硬的席梦思床垫，避免睡行军床或者软的沙发，起床后要适当做一些腰部运动。

4. 避免腰部过度疲劳或用力不当。

5. 患者应加强腰肌锻炼，以增强腰肌力量，减少腰肌损伤。常用腰肌锻炼方法有仰卧挺腹、俯卧鱼跃等，可早晚各做 5~10 次。

（二）腰肌劳损耳部按摩疗法

耳穴按摩法是用压力棒点压或揉按耳穴，也可将拇指对准耳穴，示指对准与耳穴相对应的耳背侧，拇指及示指两指同时掐按。

耳穴是指分布在耳郭上的穴位，也是人体各部分的生理和病理在耳郭上的反应点。用针刺或者在穴位上放米粒或王不留行籽，再贴上一张 0.5 厘米×0.5 厘米的胶布或伤湿止痛膏，并经常按摩，就能起到防治疾病和调理机体的良好治疗效果。

【有效穴位】 耳穴：神门、腰骶椎、皮质下、肾等（图 1-2）。

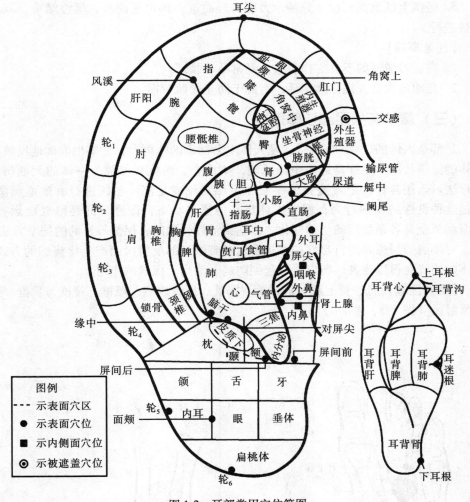

图 1-2　耳部常用穴位简图

【耳部按摩】

1. 清洁耳部，按摩前，找准穴位，逐渐用力按压穴位至发热，若能放射至腰部最好。

2. 示指指腹按摩上述穴位，每穴 2 分钟，至局部有酸麻胀感为宜。

3. 捏揉腰骶椎、神门、皮质下反射区，各区持续约 2 分钟，以可以耐受为度，双耳交替进行按摩。

4. 中等力度点按肾反射区 2 分钟，至局部皮肤红润为宜。

5. 轻揉上述重点穴位 2 分钟，力度由轻而重，再由重而轻，缓慢结束，双耳交替进行。

【注意事项】

1. 矫正习惯性的不良工作姿势，经常活动腰部。

2. 合理地饮食，规律地生活，有助于防止腰肌劳损。

（三）腰肌劳损足部按摩疗法

足部是人体的"第二心脏"，是人体生命健康的晴雨表，能够很准确地反映出人体的健康状况。足疗是运用中医原理，集检查、治疗和保健为一体的无创伤自然疗法。运用各种特定或变化的手法在足部穴位或足部反射区进行有效地刺激，通过这种良性的物理行为，缓解人体足部的紧张状态，促进足部经络气血运行，进而调节全身各系统间的生理变化，以达到治疗、预防、保健等目的的按摩方法。

对腰肌劳损患者进行足部按摩正是通过刺激足部反射区而产生疼痛感的方式，使体内的气血得以改善，所以能够起到防病、治病、保健的作用。

【反射区域】肾、肾上腺、输尿管、膀胱、尾骨内侧、骶椎、腰椎、胸椎、颈椎反射区（图 1-3、图 1-4）。

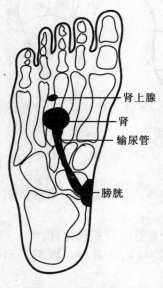

图 1-3 足部反射区

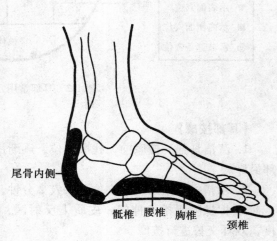

图 1-4 足部反射区

【按摩手法】

1. 骶椎、腰椎、胸椎、颈椎、尾骨内侧反射区各按揉 100 次，力度适中，不宜过重，特别是腰椎、胸椎反射区（图 1-5）。

2. 按揉肾、肾上腺、膀胱反射区各 30~50 次，力度适中，以胀痛为宜（图 1-6、图 1-7、图 1-8）。

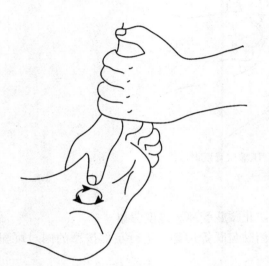

图 1-5　按揉胸椎反射区

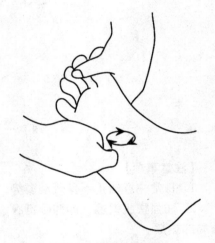

图 1-6　按揉肾反射区

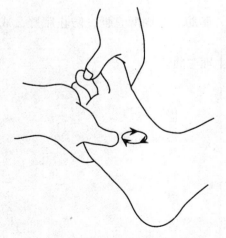

图 1-7　按揉肾上腺反射区

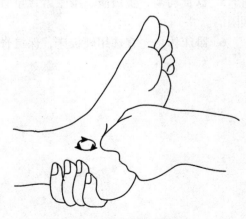

图 1-8　按揉膀胱反射区

3. 刮压输尿管反射区 50~100 次（图 1-9）。

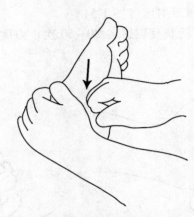

图 1-9　刮压输尿管反射区

【注意事项】

1. 日常注意纠正不良劳动姿势，防止腰腿受凉、过度劳累。

2. 加强腰肌锻炼，如仰卧挺腹、俯卧鱼跃等运动。进行足部按摩的同时可配合局部热敷。

3. 阴雨天时要注意腰部的保暖，避免腰背部冷风直吹。

4. 不要搬挪沉重的物品，提重物时不要弯腰，应该先蹲下拿到重物，然后慢慢起身，尽量做到不弯腰。

5. 饮食均衡，蛋白质、维生素含量宜高，脂肪、胆固醇宜低，防止肥胖，戒烟限酒。

6. 卧床休息，宜选用硬板床，保持脊柱生理弯曲。

二、腰肌劳损拔罐疗法

拔罐疗法是以罐为工具，利用火焰燃烧、蒸气、抽气方法等造成罐内负压，使罐吸附于施治部（穴）位，通过吸拔和温热刺激，使局部发生充血或瘀血现象，从而达到治疗目的的一种常用的外治法。

拔罐时通过排气造成罐内负压，罐缘得以紧紧附着于皮肤表面，牵拉神经、肌肉、血管以及皮下的腺体，可引起一系列神经内分泌反应，调节血管舒缩功能和血管的通透性，从而改善局部血液循环，达到祛病健身、阴阳平衡、阴平阳秘的状态。

拔罐疗法通过经络腧穴配伍及与其他疗法相互配合，可祛除体内各种邪气（致病因素），达到邪去正安。

方法一：单纯拔罐法。

【穴位选配】主穴：肾俞、大肠俞、命门、腰阳关、气海俞、关元俞。配穴：风寒型配风池、大椎、风门；肾亏虚型配脾俞、大椎；气滞血瘀型配膈俞、血海（图1-10）。

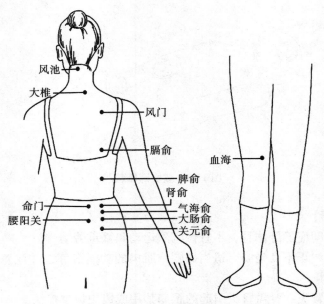

图 1-10　慢性腰肌劳损拔罐穴位图

【拔罐方法】根据辨证分型选配主穴和配穴后拔罐；也可只选主穴拔罐。留罐15~20分钟。每日1次，10次为1疗程。若症状严重，可在起罐后隔姜片温灸10分钟，以皮肤有温热感为度（图1-11）。

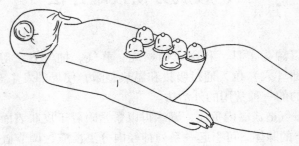

图1-11　拔主穴

方法二：走罐法。

【穴位选配】患侧腰部骶棘肌。

【拔罐方法】患者取俯卧位，首先在患侧腰部涂抹适量的按摩乳，然后选择中号火罐或抽气罐，将罐拔在患侧腰部，沿骶棘肌上下来回推拉走罐，直至皮肤潮红或出现红色瘀血为止。每日1次，一般1~3次即可缓解症状（图1-12）。

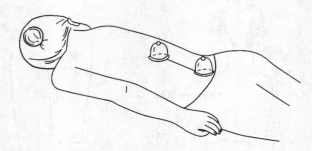

图1-12　拔腰部骶棘肌

【注意事项】

1. 治疗期间应静卧休息，不宜做剧烈运动和繁重劳动。

2. 平日应纠正不良坐姿，适当做腰背肌肉的功能锻炼，并注意腰腿部的防寒保暖，节制房事。

3. 肾小球肾炎、肾盂肾炎引起的腰痛禁用或慎用拔罐疗法。

三、腰肌劳损刮痧疗法

何为痧症？如何刮痧？痧症又叫做"瘴气"等。它包含两方面的含义，一方面是指"痧"疹征象，即痧象；另一方面是指痧疹的形态外貌，即皮肤小现红点。身体上所有的疾病与不适皆为痧症。痧为一种瘀结，是机体内处在不平衡的状态。广义痧症的起因，从中医观点来看，可分为内、外因两方面。内因是机体内虚，正气不足，引起抵抗力减弱而发病；外因是秽浊、戾气之邪乘虚侵入机体，使机体气血阻滞，气机运动失常而发病。广义的痧症又称慢性痧症，其外在症状即是各种病症的主要症状，可依各种病症的病理因素，刮拭有关经脉、穴道、反射区，根据其反应，而了解疾病深浅、新旧程度。

现代医学认为，刮痧的部位是经脉功能活动反应于体表的部位及和内脏对应于体表的全息穴区。刮痧后，局部汗孔开泄，促进邪气外排，同时又可疏通经络、宣通气血、振奋阳气、补氧祛瘀、调理脏腑、提高机体的抗病能力。

【穴位选配】大椎、大杼、肝俞、大肠俞、腰俞、委中、承山、环跳、阳陵泉、悬钟、昆仑、束骨、京骨（图1-13）。

【刮拭方法】

1. 俯卧位，刮大椎向下至腰俞处。再从大杼经肝俞刮至腰骶部，以出痧为度（图1-14）。

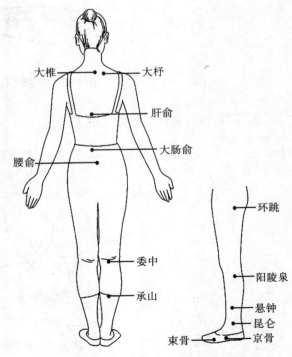

图1-13 慢性腰痛的刮痧部位图解

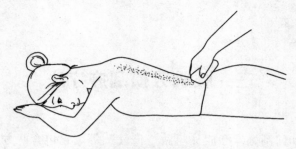

图 1-14　刮大椎至腰俞

2. 选择刮板的一角，泻法刮拭下肢从委中沿小腿后侧向下经承山刮至昆仑穴，以出痧为度（图 1-15）。

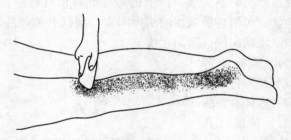

图 1-15　刮委中至昆仑

3. 刮足部的京骨、束骨（图 1-16）。

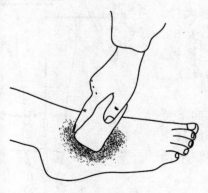

图 1-16　刮京骨

4. 有下肢放射性疼痛者，加刮环跳并沿大腿后侧经殷门、委中刮至承山，刮阳陵泉经悬钟至昆仑（图 1-17）。

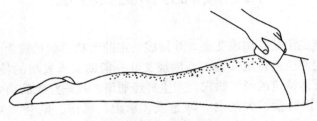

图 1-17　刮环跳至承山

【注意事项】

1. 凡腰椎结核及肿瘤者，不宜做刮痧治疗。

2. 凡肾虚引起的腰痛禁用泻法刮拭。

3. 刮痧时可采取局部与远端相结合的循经刮拭方法，并配合推拿、热敷同时进行，严重者可考虑手术治疗。

4. 保持正确的坐姿和站姿，加强腰背肌的锻炼，进食后不要立即平卧（可散步），节制房事。

5. 保护好腰部，避免受风寒。

四、腰肌劳损艾灸疗法

　　艾灸疗法就是用艾叶制成艾灸，并做成一定的形状，如捻成上尖下圆的艾炷，放在人体的特定部位或特定穴位上，燃烧艾炷，借助艾火发出的特有气味和温热的刺激，熏烤人体特定的经络腧穴，产生舒经通络、祛病疗疾的功效。

　　【穴位选配】肾俞、大肠俞、阿是穴、承山、风市、昆仑、关元（图1-18、图1-19、图1-20、图1-21）。

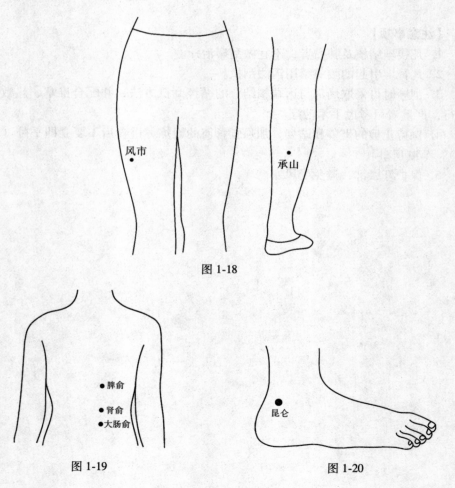

风市

承山

图 1-18

脾俞

肾俞

大肠俞

昆仑

图 1-19

图 1-20

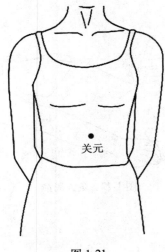

图 1-21

【取穴方法】

肾俞：俯卧位，先取与脐相对的命门穴，再于命门旁 1.5 寸处取穴。

大肠俞：俯卧位，先取骨盆两侧最高点连线，第四腰椎棘突下间的腰阳关穴，再从腰阳关旁开 1.5 寸处取穴。

承山：俯卧位，下肢伸直，足趾挺而向上，其腓肠肌部出现人字形皱纹，从其尖下取穴。

风市：直立，两手自然下垂，当中指尖止处取穴；或侧卧，于股外侧中线，距腘横纹上 7 寸处取穴。穴处股外侧肌与股二头肌之间。

昆仑：正坐垂足着地或俯卧，当外踝尖与跟腱之间的凹陷中，按之酸痛明显处即是此穴。

关元：正仰卧位，于脐与耻骨联合上缘中点连线的下 2/5 与上 3/5 的交点处取穴。

【艾灸方法】

1. 采用俯卧位，用温和灸法灸两侧肾俞穴，各 3~5 分钟。能补肾益气，治疗腰脊酸痛。

2. 用温和法各灸两侧大肠俞，左右各 3~5 分钟（图 1-22）。

3. 用力按压患者，压到最痛的一点即为阿是穴，此时采用温和法或回旋法灸阿是穴 5~10 分钟（图 1-23）。

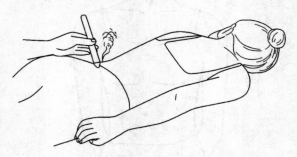

图 1-22 灸大肠俞

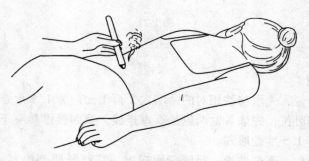

图 1-23 灸阿是穴

4. 用温和法先灸一侧承山穴，5 分钟。同法换另一侧承山穴灸 5 分钟（图 1-24）。

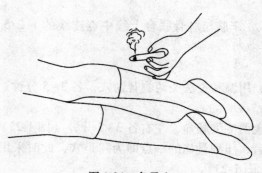

图 1-24 灸承山

5. 侧卧体位，用温和法灸两侧风市穴，各灸 3~5 分钟（图 1-25）。

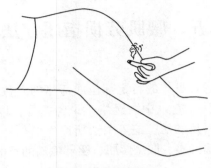

图 1-25　灸风市

6. 用温和法灸昆仑穴 5 分钟，同法灸另一侧昆仑穴，交替进行。可舒经活络，治腰肌疼痛（图 1-26）。

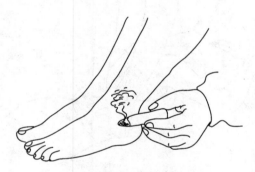

图 1-26　灸昆仑

7. 用温灸盒灸关元穴 10 分钟。此穴有强壮作用，为保健要穴。

以上操作每天 1 次，10 天为 1 个疗程，间隔两天再进行下 1 个疗程，至痊愈后，再治疗 2 个疗程以巩固疗效。

【注意事项】

1. 慢性腰肌劳损患者要注意劳逸结合，身体保暖，避开风寒和潮湿的环境。

2. 患者可以自己推拿，用手指指腹按揉委中；用食指、中指、无名指指腹按对侧患处。做腰部保健操，先向前弯腰（最好能中指尖触及地面），立正，再尽力后仰，立正，向左侧弯腰，再向右侧弯腰，反复 10 余次。

五、腰肌劳损指压疗法

指压疗法是用手在患者身体的特定部位或适当的穴位上，运用一定指力的刺激而治疗疾病的一种方法。它以中医经络学说为指导，以针灸取穴原则为依据，以手代针，通过对相应穴位的压、掐等手法所产生的如针感、得气效果，达到调和气血、疏通经络、补虚泻实、散瘀解肌、驱邪除病的目的。

（一）他人按摩

方法一：患者俯卧，术者站立一旁，用双手掌分推腰部数次（图1-27）。

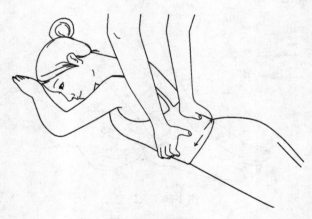

图1-27　分推腰部

方法二：用掌根自上而下旋转按揉背部、腰部4～5遍（图1-28、图1-29）。接着在腰骶部做滚法，反复施术5～6遍（图1-30）。

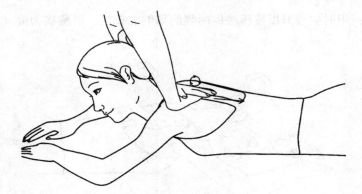

图 1-28　按揉背部

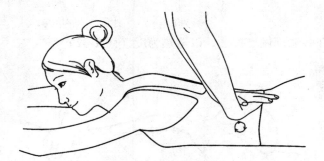

图 1-29　按揉腰部

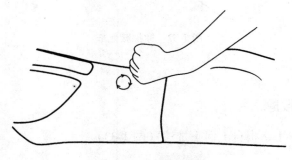

图 1-30　滚揉骶部

方法三：用肘尖或拇指按压腰椎两侧的华佗夹脊穴，以酸痛为度（图 1-31）。

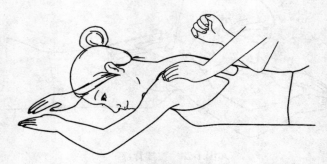

图 1-31　肘尖按压华佗夹脊穴

方法四：在腰骶部做摩擦法，以透热为度（图 1-32）。

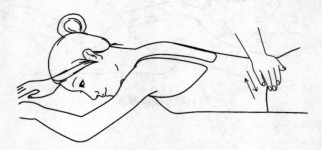

图 1-32　摩擦腰骶部

（二）自我按摩

方法一：用双手掌根自上而下推法（图 1-33）。

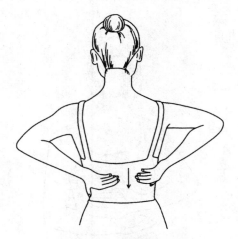

图 1-33　掌根推腰部

方法二：用双拳拨揉双侧腰肌（图 1-34）。

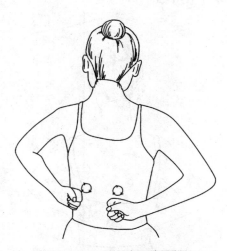

图 1-34　双拳拨揉双侧腰肌

方法三：用双手背擦腰骶部，以透热为宜（图1-35）。

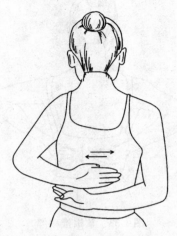

图1-35　手背擦腰骶部

方法四：腰部叩打法（图1-36）。

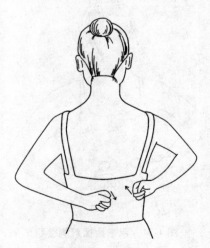

图1-36　叩打腰部

　　方法五：背脊锻炼法。取俯卧位，双手臂向后伸至背后，双腿伸直抬高，同时头与上身也向上抬起（图1-37）。

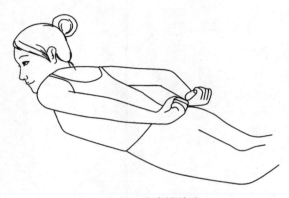

图1-37　背脊锻炼法

　　【提示】在实施指压法期间，宜配合简单的腰部功能锻炼。方法是，两足分开站立，两手叉腰，腰部做顺时针和逆时针方向的回转运动，每日2次，每次1~2分钟。此外，平时注意减少负重，避免风寒。

下 篇

预防训练

一、徒手训练操

徒手训练操不需要任何器械，可以随时随地做。但因动作幅度较大，运动量也较大，适合体质较强、病症较轻者。

每天早晚各做一遍。

【第一节】本节动作重复做 8~12 次。

要注意头肩后仰的控制，小心不要后仰过度而使腰部过于吃力，或由于失去平衡而摔倒。

<步骤一>　两脚开立，与肩同宽，两臂后伸，双手在体后交叉握住（图1-1）。

<步骤二>　双手向下压，仰头向前挺腰，头肩向后仰（图1-2）。

<步骤三>　恢复原状。

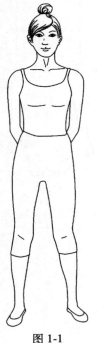

图 1-1

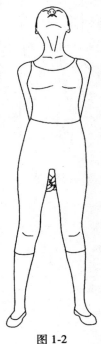

图 1-2

【第二节】重复做 8~12 次，可逐渐均匀加大用力。

<步骤一> 两脚开立同肩宽，大小臂屈曲于胸前，小臂朝上，肘部下沉，掌心相对（图 1-3）。

<步骤二> 以腰为轴，先向左转体（图 1-4）。

<步骤三> 恢复原状。

<步骤四> 向右转体。

<步骤五> 恢复原状。

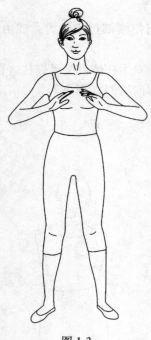

图 1-3

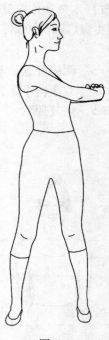

图 1-4

【第三节】本节动作反复交叉做5~8次。

<步骤一> 两脚开立同肩宽，右手上举，左手叉腰（图1-5）。

<步骤二> 以腰为轴，上体左侧屈，右手向左压（图1-6）。此动作反复做5~8次。

<步骤三> 左手上举，右手叉腰，上体向右侧屈。此动作反复做5~8次。

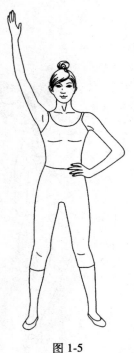

图 1-5

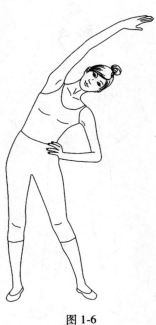

图 1-6

【第四节】本节动作反复交叉做5~8次。

注意：旋转角度要试探着做，如果初次旋转360°有困难，可降低旋转幅度，待经过一段时间锻炼，身体适应后再逐渐加大旋转角度。

<步骤一>　两脚开立同肩宽，两手叉腰（图1-7）。

<步骤二>　以腰为轴，先向左绕环360°（图1-8）。此动作重复做5~8次。

<步骤三>　向右绕环360°。此动作反复做5~8次。

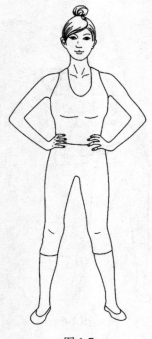

图 1-7

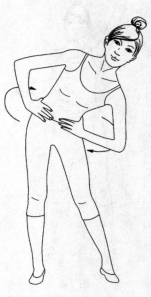

图 1-8

【**第五节**】本节动作反复做 8~12 次。

<步骤一>　两脚开立同肩宽，两臂上举，掌心向前（图 1-9）。

<步骤二>　以腰为轴，先向后仰体（图 1-10）。

<步骤三>　再向前屈体，手指尽量触地（图 1-11）。

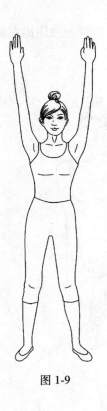　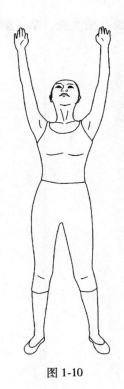　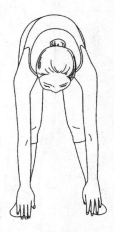

图 1-9　　　　　　　　图 1-10　　　　　　　　图 1-11

【第六节】 本节动作左右交替，反复做动作 8~10 次。

<步骤一> 两脚开立，两手垂于体侧（图 1-12）。

<步骤二> 左腿支撑，右腿高抬大腿，贴近胸部，同时两臂经两侧抱右膝（图 1-13）。

<步骤三> 恢复原状。

<步骤四> 右腿支撑，左腿高抬大腿，贴近胸部，同时两臂经两侧抱左膝。

<步骤五> 恢复原状。

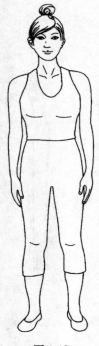

图 1-12

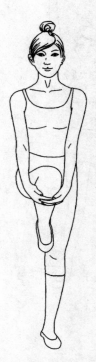

图 1-13

【**第七节**】本节动作反复交叉做 8~10 次。

<步骤一>　直立，两手垂于体侧（图 1-14）。

<步骤二>　左腿向上踢起，同时向下弯腰，头向腿贴近（图 1-15）。

<步骤三>　恢复原状。

<步骤四>　右腿向上踢起，同时向下弯腰，头向腿贴近。

<步骤五>　恢复原状。

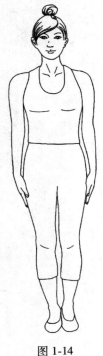

图 1-14

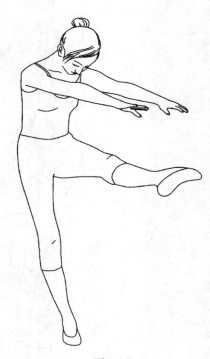

图 1-15

【第八节】本节动作反复交叉做 8~10 次。

<步骤一> 直立，两手垂于体侧（图 1-14）。

<步骤二> 左腿尽量向后踢起，同时双臂上扬，头尽量向后仰（图 1-16）。

<步骤三> 恢复原状。

<步骤四> 右腿尽量向后踢起，同时双臂上扬，头尽量向后仰。

<步骤五> 恢复原状。

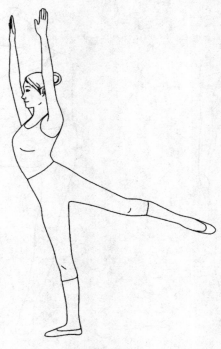

图 1-16

【第九节】本节动作反复交叉做 5~8 次。

<步骤一> 直立，两手垂于体侧（图 1-14）。

<步骤二> 左腿向左侧踢起，双臂向右上方摆起，上身向左侧弯曲（图 1-17）。

<步骤三> 恢复原状。

<步骤四> 右腿向右侧踢起，双臂向左上方摆起，上身向右侧弯曲。

<步骤五> 恢复原状。

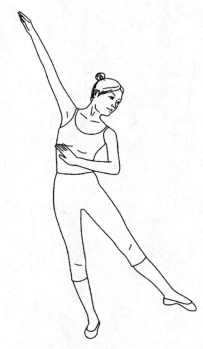

图 1-17

【第十节】本节动作各做 10 次。

<步骤一> 直立，两腿分开与肩同宽（图 1-12）。

<步骤二> 右臂挥起弯腰做劈柴动作（图 1-18、图 1-19）。

<步骤三> 左臂挥起弯腰做劈柴动作。

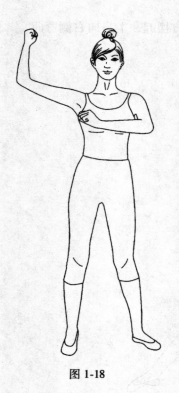

图 1-18

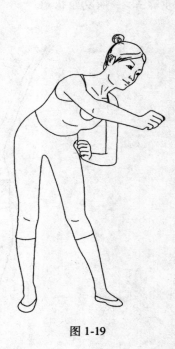

图 1-19

【第十一节】本节动作反复交叉做 10 次。

<步骤一>　左腿前迈 1 步成弓步，双手扶在左膝上，双臂伸直（图 1-20）。

<步骤二>　两肘弯曲，上身随之向下摆动，贴近左膝（图 1-21）。此动作反复做 10 次。

<步骤三>　恢复原状。

<步骤四>　右腿向前迈 1 步成弓步，双手扶在右膝上，双臂伸直。

<步骤五>　两肘弯曲，上身随之向下摆动，贴近右膝。此动作反复做 10 次。

<步骤六>　恢复原状。

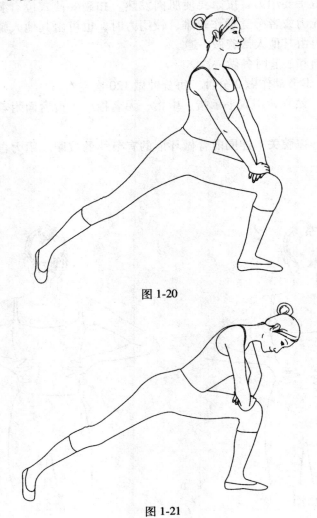

图 1-20

图 1-21

二、按摩训练操

按摩训练操与按摩动作相结合，动作轻柔，运动量小，适合体质较弱、病症较重者。

做此操时双手要用力，按摩要使肌肉发热。扣碰要使穴位有刺激的感觉。如果因本人双手无力或者感觉动作较难、较用力时，也可由其他人辅助着做。或者本人做一遍，再由其他人帮着做一遍。

此操于睡前和晨起时各做一次。

【第一节】本节动作做2分钟，每分钟做120次左右。

<步骤一> 站立，用双手示指、中指、无名指、小指后面附着于腰椎两侧肌肤上（图2-1）。

<步骤二> 以腕关节连同前臂做环形的有节律的按摩。用力自然，动作缓和协调（图2-2）。

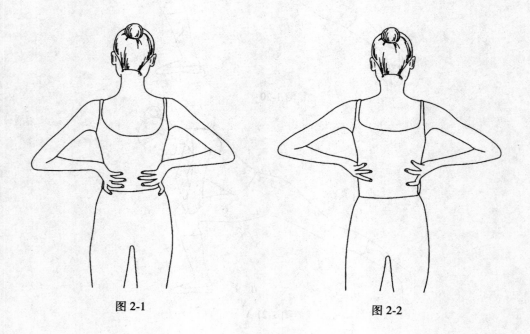

图2-1   图2-2

【第二节】本节动作反复做 20 次。

<步骤一>　站立。双手叉腰，拇指在后，指面紧压在腰部骶棘肌上（图2-3）。

<步骤二>　手指沿骶棘肌行走的方向，用均衡而持续的压力，自上而下，缓缓移动，顺筋而理（图2-4）。

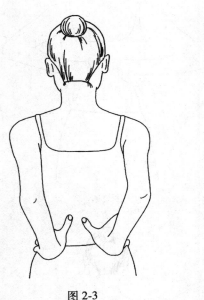

图 2-3

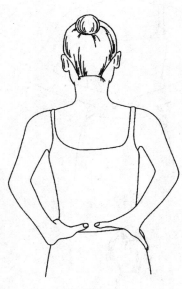

图 2-4

【第三节】本节动作反复做 50 次。可缓解腰肌痉挛，有消除腰肌疲劳的作用。

<步骤一>　站立，双手叉腰，拇指在后，拇指抵着腰部骶棘肌脊椎边缘（图2-5）。

<步骤二>　手指用力由内向外扣，扣时可上下移动（图2-6）。

【第四节】本节动作反复做，直到腰眼肌肉发热为止。

<步骤一>　站立，双手叉腰（图2-7）。

<步骤二>　双手上下缓缓滑动按摩腰眼，手指渐渐加大力量，直到腰眼肌肉发热为止（图2-8）。

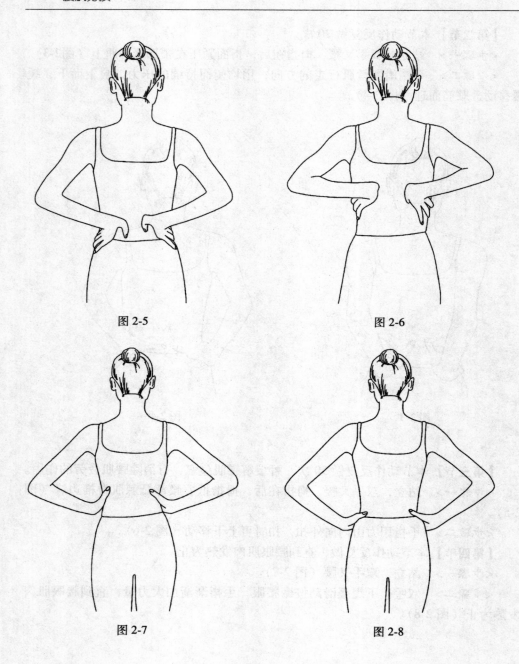

图 2-5

图 2-6

图 2-7

图 2-8

三、哑铃训练操

哑铃训练操适合病症较轻者做。使用的哑铃以动起来不吃力为好。

每天早晚各做一遍。

【第一节】本节动作反复做 10~15 次。

<步骤一> 站直身体，双腿分开，双臂向左右伸直（图 3-1）。

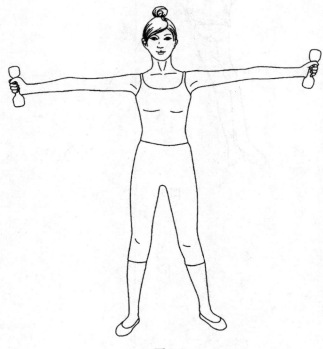

图 3-1

<步骤二>　摆动左臂，用哑铃轻触右脚前的地面，同时右臂向身后上扬（图 3-2）。

<步骤三>　摆动右臂，用哑铃轻触左脚前的地面，同时左臂向身后上扬。

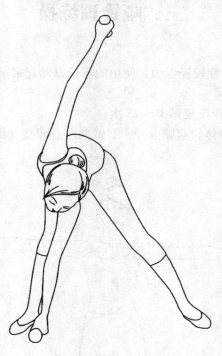

图 3-2

【**第二节**】本节动作反复做 10~15 次。

注意：动作不要过快、过强，幅度不宜过大，以免损伤关节、拉伤肌肉。

<**步骤一**> 站立，双腿并拢，双手抓住哑铃贴近肩部（图 3-3）。

<**步骤二**> 双腿分开，左手向左上伸举，划圈（图 3-4），右手自然下垂，腰部随臂部动作扭动。

<**步骤三**> 右手向右上伸举，划圈，左手自然下垂，腰部随臂部动作扭动。

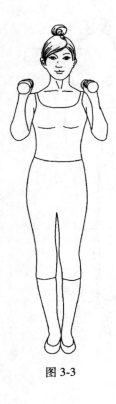

图 3-3

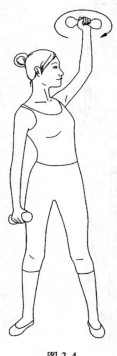

图 3-4

【第三节】 本节动作反复做 10~15 次。

<步骤一> 站立，双腿并拢，手持哑铃置于腿体侧（图 3-5）。

<步骤二> 双手持哑铃向前上抬举至水平，同时上体前屈 90°（图 3-6）。

<步骤三> 恢复原状。

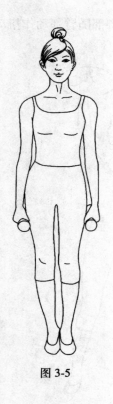

图 3-5

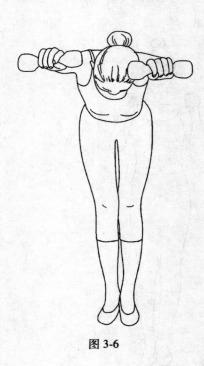

图 3-6

【第四节】本节动作反复做 10～15 次。

<步骤一> 站立，双腿并拢，双手持哑铃伸直于胸前（图 3-7）。

<步骤二> 左臂伸直向左水平摆动，成一字形，右手不动，上身随之左转（图 3-8）。

<步骤三> 右臂伸直向右水平摆动，成一字形，左手不动，上身随之右转。

<步骤四> 恢复原状。

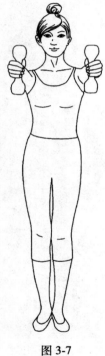

图 3-7

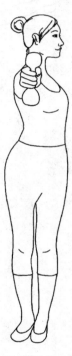

图 3-8

【第五节】本节动作反复做 10~15 次。

<步骤一>　直立，双腿并拢，双手持哑铃置于体侧（图 3-5）。

<步骤二>　上身前屈 90°，同时双臂向左右展开（图 3-9）。

<步骤三>　恢复原状。

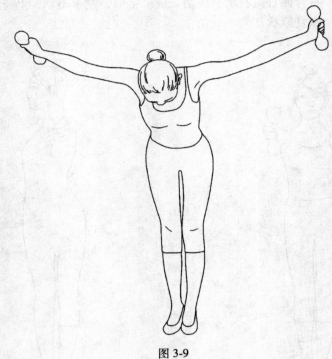

图 3-9

【第六节】本节动作反复做 20 次。

注意：哑铃触碰一定要轻，不要挤压到手。

<步骤一>　直立，双手持哑铃置于体侧（图 3-5）。

<步骤二>　双手持哑铃向前摆动，哑铃轻轻触碰，同时上身前屈 30°（图 3-10）。

<步骤三>　双手持哑铃向后摆动，哑铃轻轻触碰，同时上身后仰 30°。

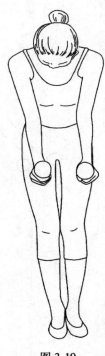

图 3-10

【**第七节**】本节动作反复做 20 次。

<步骤一> 直立，双腿分开，双手持哑铃置于体侧（图 3-11）。

<步骤二> 左手于身前向身体右侧摆动，同时右手于身后向身体左侧摆动，腰部随之转动（图 3-12）。

<步骤三> 右手于身前向身体左侧摆动，同时左手于身后向身体右侧摆动，腰部随之转动。

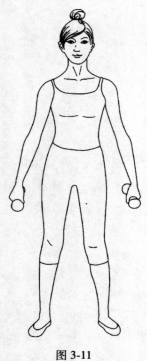

图 3-11

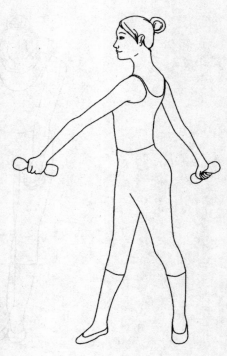

图 3-12

【第八节】本节动作反复做 20 次。

<步骤一> 直立，双腿分开，双手持哑铃置于体后（图 3-13）。

<步骤二> 上身后仰 30°，双手在身后上下交替抖动哑铃（图 3-14）。

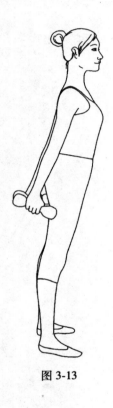

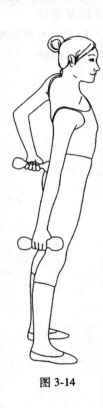

图 3-13   图 3-14

【第九节】本节动作反复交叉做 20 次。

<步骤一>　直立，双腿并拢，双手持哑铃置于肩上（图 3-3）。

<步骤二>　左手向上举起哑铃，同时腰向左挺（图 3-15）。

<步骤三>　恢复原状。

<步骤四>　右手向上举起哑铃，同时腰向右挺。

<步骤五>　恢复原状。

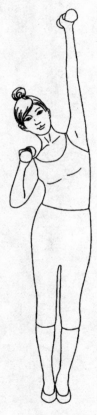

图 3-15

【**第十节**】 本节动作反复交叉做 20 次。

<步骤一> 直立，双腿分开，双手持哑铃置于肩前（图 3-16）。

<步骤二> 左手向左侧伸直，同时臀部同右挺（图 3-17）。

<步骤三> 恢复原状。

<步骤四> 右手向右侧伸直，同时臀部向左挺。

<步骤五> 恢复原状。

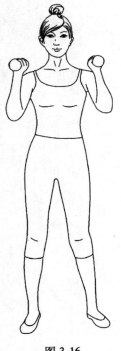

图 3-16

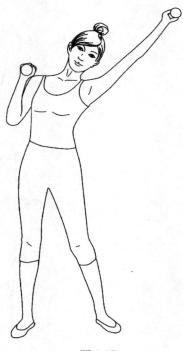

图 3-17

【**第十一节**】本节动作反复交叉做 20 次。

<步骤一> 直立，两脚分开，双手持哑铃置于体侧（图 3-11）。

<步骤二> 左手向右前方挥动，同时右膝向左前方抬起，带动腰部（图 3-18）。

<步骤三> 恢复原状。

<步骤四> 右手向左前方挥动，同时左膝向右前方抬起，带动腰部。

<步骤五> 恢复原状。

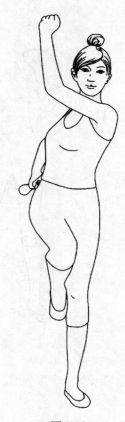

图 3-18

【第十二节】本节动作反复做 20 次。

<步骤一>　直立，两脚分开，两手持哑铃置于两腿前（图 3-19）。

<步骤二>　双手向前摆动 30°，同时腰向后摆（图 3-20）。

<步骤三>　双手向后摆动 30°，同时腰向前摆。

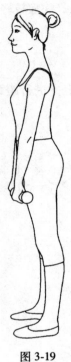

图 3-19

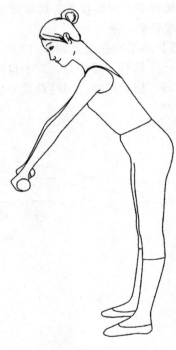

图 3-20

四、垫上训练操

垫上训练操动作幅度较大，运动量也较大，适合体质较强、病症较轻者。
每天早晚各做一遍。

【第一节】本节动作反复做 8~12 次。

<步骤一>　仰卧，腿伸直，双手自然置于体侧（图 4-1）。

<步骤二>　屈髋屈膝，同时踝关节极度背伸，然后向斜上方进行蹬踏，左右交替（图 4-2）。

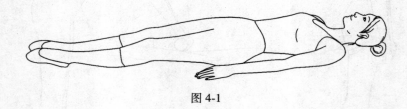

图 4-1

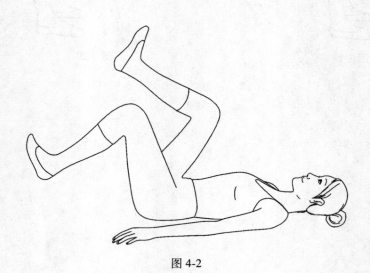

图 4-2

【第二节】本节动作反复做 8~12 次。

<步骤一> 仰卧，腿伸直，双手自然置于体侧（图 4-1）。

<步骤二> 单腿直腿抬举成 90 度，左右交替（图 4-3）。

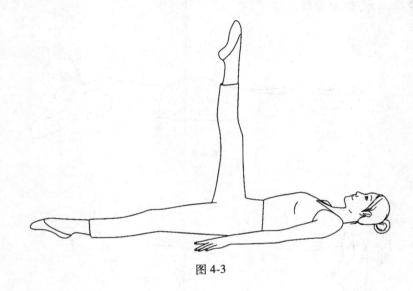

图 4-3

【第三节】本节动作反复做 8~12 次。

<步骤一> 仰卧，两手置于体侧，腿伸直（图 4-1）。

<步骤二> 两小腿交替向上做弯曲动作（图 4-4）。

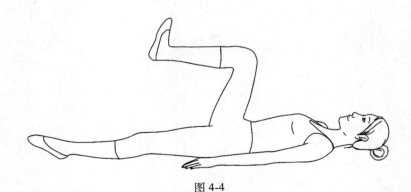

图 4-4

【第四节】本节动作反复做 8～12 次。

<步骤一> 俯卧，两腿伸直，双手置于下巴处（图 4-5）。

<步骤二> 两小腿同时向上做弯曲动作（图 4-6）。

<步骤三> 恢复原状。

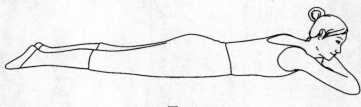

图 4-5

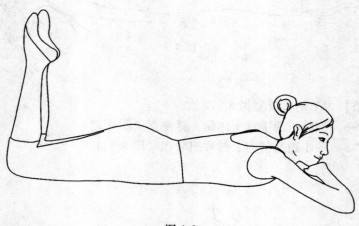

图 4-6

【**第五节**】本节动作反复做 8～12 次。

<步骤一>　俯卧，双手置体侧，两腿伸直（图 4-7）。

<步骤二>　上身抬起向后做背伸动作（图 4-8）。

<步骤三>　恢复原状。

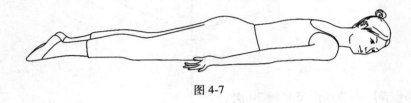

图 4-7

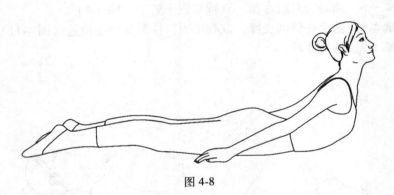

图 4-8

【**第六节**】本节动作反复做 8～12 次。

注意：如果感到吃力，可以幅度小一些，待功能改善、身体适应后，再逐渐加大动作幅度。

<步骤一>　俯卧，双手置于体侧，两腿伸直（图 4-7）。

<步骤二>　上身与两腿同时向上做背伸动作（图 4-9）。

<步骤三>　恢复原状。

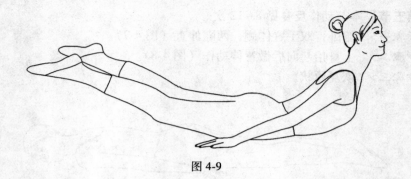

图 4-9

【第七节】本节动作反复做 20 次。

<步骤一> 仰卧，双腿弯曲，双脚掌置于垫上（图 4-10）。

<步骤二> 两手在臀部支撑，双脚用力，使臀部向上抬起（图 4-11）。

<步骤三> 恢复原状。

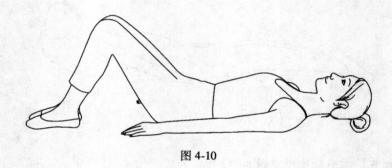

图 4-10

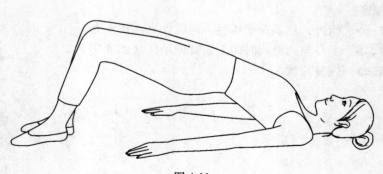

图 4-11

【第八节】本节动作反复做 10 次。

注意：如果感到吃力，可以幅度小一些，待功能改善、身体适应后，再逐渐加大动作幅度。

<步骤一>　仰卧，双腿伸直，双手置于体侧（图 4-1）。

<步骤二>　双腿向上抬起，双膝向头部贴近（图 4-12）。

<步骤三>　恢复原状。

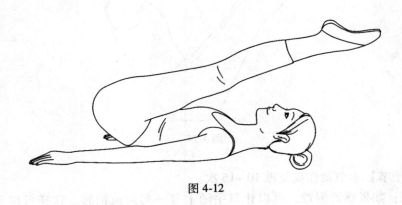

图 4-12

【第九节】本节动作反复做 10 次。

注意：如果感到吃力，可以幅度小一些，待功能改善、身体适应后，再逐渐加大动作幅度。

<步骤一>　仰卧，双腿伸直，双手置于头后两侧（图 4-13）。

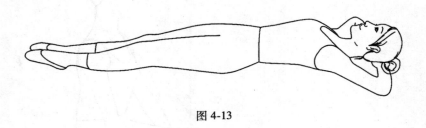

图 4-13

<步骤二>　双手、双脚同时向上抬起，双手贴近双脚（图 4-14）。

<步骤三>　恢复原状。

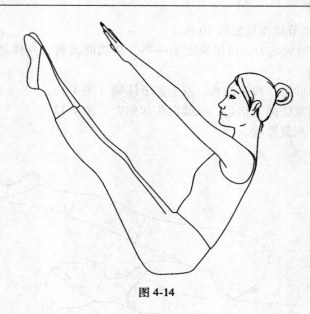

图 4-14

【第十节】本节动作反复做 10~15 次。

注意：如果感到困难，可以让双手随上身一起向前抬起，这样可以省力些，也可在头下垫上枕头，这样也可省力些。待功能改善、体力增强后再按原要求做。

<步骤一>　仰卧，双腿伸直，双手置于体侧（图 4-1）。

<步骤二>　双手、双腿不动，上身向上抬起 90°（图 4-15）。

<步骤三>　恢复原状。

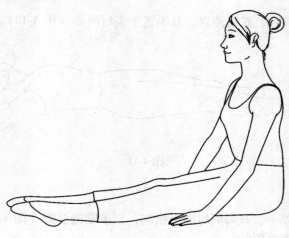

图 4-15

【第十一节】 本节动作反复做 10 次。

<步骤一> 仰卧，双腿伸直，双手置于体侧（图 4-1）。

<步骤二> 两膝屈起贴腹，两手抱膝（图 4-16）。

<步骤三> 恢复原状。

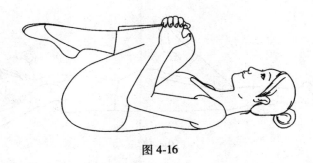

图 4-16

【第十二节】 本节动作反复交叉做 10~15 次。

<步骤一> 仰卧，双腿伸直，两手置于体侧（图 4-1）。

<步骤二> 左膝屈起贴腹，双手抱左膝（图 4-17）。

<步骤三> 恢复原状。

<步骤四> 右膝屈起贴腹，双手抱右膝。

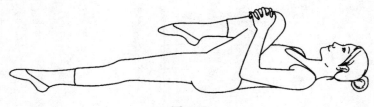

图 4-17

【第十三节】 本节动作反复做 10~15 次。

<步骤一> 俯卧，两腿伸直两手置于下巴处（图4-5）。

<步骤二> 左小腿向前弯曲（图4-18）。

<步骤三> 右小腿向前弯曲，恢复原状。

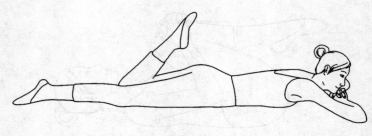

图 4-18

五、单杠训练操

单杠训练操难度较大，不适合老年患者，也不适合病症较重者。患者可根据自身状况控制动作幅度，刚开始做时不要太勉强，以免损伤关节，拉伤肌肉。可以待功能改善、体质增强后再逐渐加大动作幅度。

此操每天早晚各做一遍。

注意：做完一节，应从单杠上下来休息片刻，再接着做，避免过于疲劳。

【第一节】本节动作反复做 10 次。

注意：如果双腿抬成水平状有困难，可以抬得稍低些，待功能改善、体质增强后再加大动作幅度。

<步骤一> 双手抓住比自己高的单杠，双腿伸直（图 5-1）。

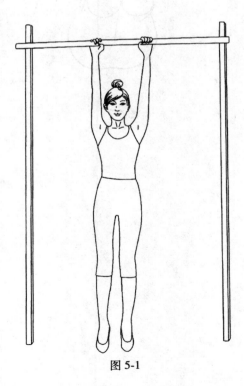

图 5-1

<步骤二>　双腿向前上伸直抬起，成水平状（图5-2）。

<步骤三>　恢复原状。

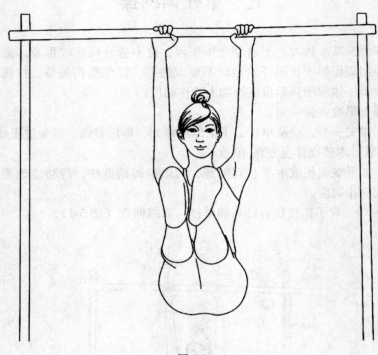

图 5-2

【第二节】本节动作反复做 10~15 次。

<步骤一>　双手抓住比自己高的单杠，双腿伸直（图 5-1）。

<步骤二>　双小腿向后弯曲成 90°，同时腰向后挺（图 5-3）。

<步骤三>　恢复原状。

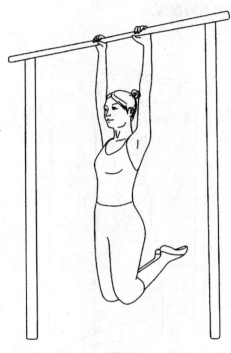

图 5-3

【第三节】本节动作反复做 10~15 次。

注意：双手一定要抓牢单杠，以免身体摆动时脱手撑，伤身体。

<步骤一> 双手抓住比自己高的单杠，双腿伸直（图 5-1）。

<步骤二> 双小腿向后摆荡 60°（图 5-4）。

<步骤三> 双小腿向前摆荡 60°。

<步骤四> 腰部随之前后摆荡。

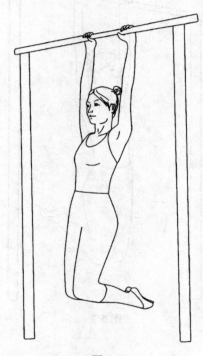

图 5-4

【第四节】 本节动作反复做 10~15 次。

<步骤一> 双手抓住比自己高的单杠，双腿伸直（图 5-1）。

<步骤二> 双脚向左摆动 30°（图 5-5）。

<步骤三> 双脚向右摆动 30°。

<步骤四> 腰部随之摆动。

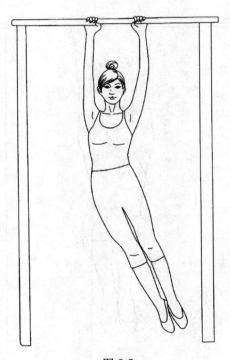

图 5-5

【第五节】 本节动作反复做 10~15 次。

<步骤一>　双手抓住比自己高的单杠，双腿伸直（图 5-1）。

<步骤二>　双膝向上抬起，贴近腹部（图 5-6）。

<步骤三>　恢复原状。

<步骤四>　腰部随之伸展。

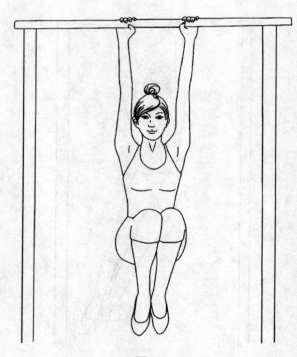

图 5-6

【第六节】本节动作反复做 15~20 次。

<步骤一> 双手抓住比自己高的单杠，双腿伸直（参见图 5-1）。

<步骤二> 下体向右转动（图 5-7）。

<步骤三> 恢复原状。

<步骤四> 下体向左转动。

<步骤五> 恢复原状。

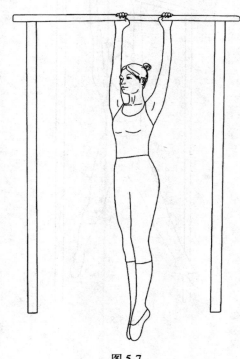

图 5-7

【第七节】本节动作反复做20次。

<步骤一> 双手抓住比自己高的单杠，双腿伸直（图5-1）。

<步骤二> 右脚向前摆动30°，同时左腿向后摆动30°（图5-8）。

<步骤三> 左脚向前摆动30°，同时右腿向后摆动30°。

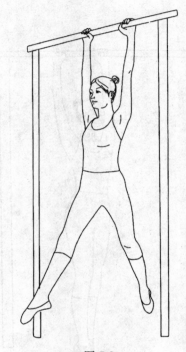

图 5-8

【第八节】本节动作反复交叉做 5~10 次。

<步骤一>　双手抓住比自己高的单杠，双腿伸直（图 5-1）。

<步骤二>　左腿向左摆动 30°，做 5 次（图 5-9）。

<步骤三>　右腿向右摆动 30°，做 5 次。

<步骤四>　双腿左右分开 60°，做 10 次（图 5-10）。

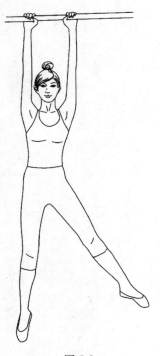

图 5-9

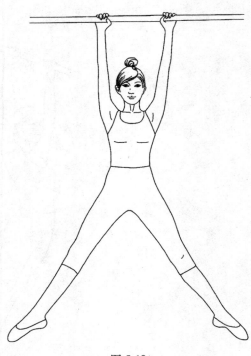

图 5-10

【第九节】本节动作反复做 15~20 次。

<步骤一>　双手抓住比自己高的单杠，双腿伸直（图 5-1）。

<步骤二>　手脚不动，腰部向前挺（图 5-11）。

<步骤三>　恢复原状。

<步骤四>　手脚不动，腰部向后挺。

<步骤五>　恢复原状。

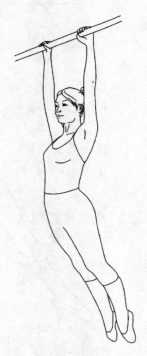

图 5-11

【**第十节**】本节动作交叉反复做 15~20 次。

<步骤一> 站在比自己头稍高的单杠下，双手抓杠，双脚落地（图 5-12）。

<步骤二> 双脚不动，腰向前挺，做 10 次（图 5-13）。

<步骤三> 倒转身体，双手抓杠，腰向后挺，做 10 次（图 5-14）。

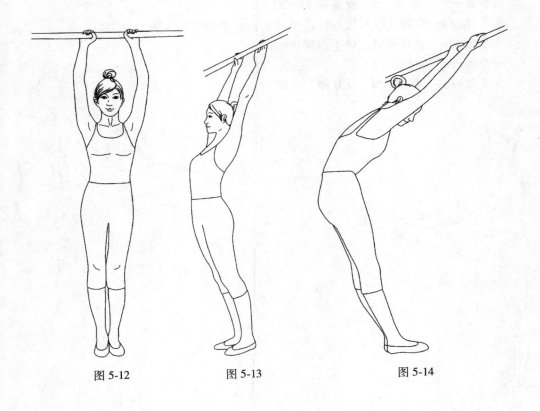

图 5-12　　　　　图 5-13　　　　　图 5-14

【第十一节】本节动作反复交叉做 15~20 次。

<步骤一>　左脚放在与腰等高的单杠上，双手放在左大腿上（图 5-15）。

<步骤二>　上身前屈，双手向脚接近（图 5-16）。

<步骤三>　恢复原状。

<步骤一>~<步骤三>　反复做 15~20 次。

<步骤四>　右脚放在与腰等高的单杠上，双手放在右大腿上。

<步骤五>　上身前屈，双手向脚接近。

<步骤六>　恢复原状。

<步骤四>~<步骤六>　反复做 15~20 次。

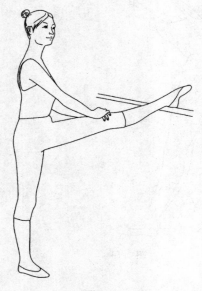

图 5-15

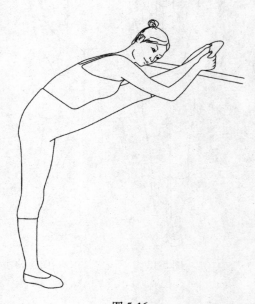

图 5-16

【第十二节】 本节动作反复交叉做 15~20 次。

<步骤一> 右脚放在与腰等高的单杠上，身体向右（图 5-17）。

<步骤二> 上体右屈，向右腿接近（图 5-18）。

<步骤三> 恢复原状。

<步骤一>~<步骤三> 反复做 15~20 次。

<步骤四> 左脚放在与腰等高的单杠上，身体向左。

<步骤五> 上体左屈，向左腿接近。

<步骤六> 恢复原状。

<步骤四>~<步骤六> 反复做 15~20 次。

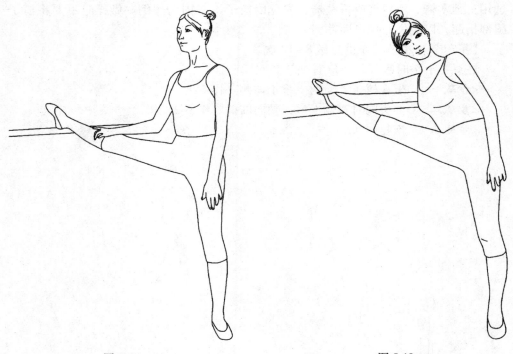

图 5-17   图 5-18

六、椅上训练操

椅上训练操适合体质较弱、病症较重者。患者如果腰部肌肉和关节僵硬，在做操之前最好按摩一下腰部，或者做些轻微的准备活动，待腰部温热、舒适后再做操，这样可以避免损伤腰部关节导致疼痛。

此操每天早晚各做一遍。

注意：做操用的椅子一定要结实、稳定，最好选用有靠背的四腿木椅，不要选用三腿木椅、塑料椅或折叠椅，避免因椅子不坚固而摔倒。做操时不要将椅子腿部抬起，以免失去稳定而摔倒。

【第一节】本节动作重复做 8~12 次。

注意：上举时吸气，下落时呼气。

<步骤一>　坐在椅子上，两手垂于体侧（图 6-1）。

<步骤二>　仰头同时双臂上举，腰向前挺（图 6-2）。

<步骤三>　恢复原状。

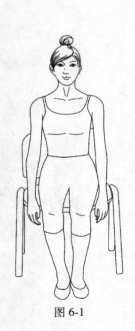

图 6-1

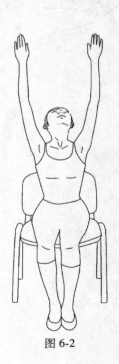

图 6-2

【第二节】本节动作反复做 8~12 次。

<步骤一> 坐直上体，两手垂于体侧（图 6-1）。

<步骤二> 两肩后耸，同时向前挺腰仰头，用力使两侧肩胛骨靠近（图6-3）。

<步骤三> 恢复原状。

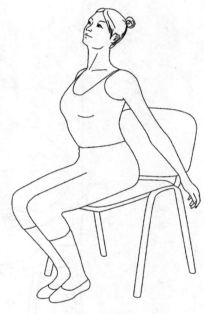

图 6-3

【第三节】 本节动作左右交替做 8~12 次。

<步骤一> 双手叉腰坐于椅上，上身平直（图 6-4）。

<步骤二> 以腰为轴，向右转体（图 6-5）。

<步骤三> 恢复原状。

<步骤四> 以腰为轴，向左转体。

<步骤五> 恢复原状。

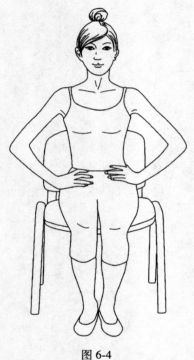

图 6-4

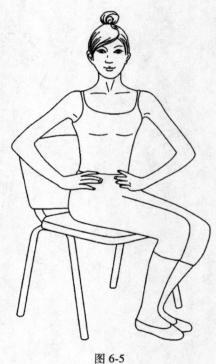

图 6-5

【第四节】本节动作左右交替做 8~12 次。

<步骤一>　上体伸直坐于椅上，双手放在大腿上（图6-6）。

<步骤二>　先伸直右腿，头向后仰，腰向后挺（图6-7）。

<步骤三>　恢复原状。

<步骤四>　伸直左腿，头向后仰，腰向后挺。

<步骤五>　恢复原状。

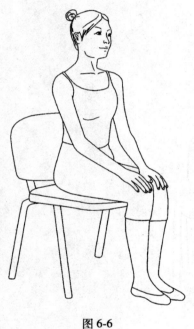

图 6-6

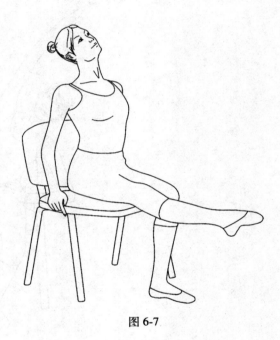

图 6-7

【第五节】本节动作反复各做 10 次。

<步骤一>　上体伸直坐于椅上，双手叉腰（图 6-4）。

<步骤二>　左臂侧上举，同时上身向右弯曲，压腰 10 次（图 6-8）。

<步骤三>　恢复原状。

<步骤四>　右臂侧上举，同时上身向左弯曲，压腰 10 次。

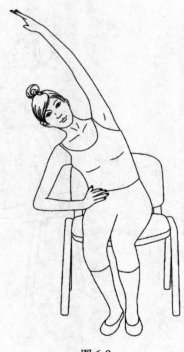

图 6-8

【第六节】本节动作反复做 10 次。

注意：如果双手触地困难，也可抬高些，待功能改善后再把手逐渐放低。

<步骤一> 上体伸直坐于椅上，双手垂于体侧（图 6-1）。

<步骤二> 上体向前弯曲，双手手指触地（图 6-9）。

<步骤三> 恢复原状。

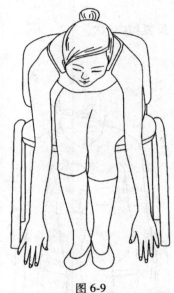

图 6-9

【第七节】本节动作反复交叉做 10 次。

<步骤一> 上体伸直坐于椅上，双手垂于体侧（图 6-1）。

<步骤二> 左膝向上顶起，同时向下弯腰，头尽量贴近膝盖（图 6-10）。

<步骤三> 恢复原状。

<步骤二>~<步骤三> 反复做 10 次。

<步骤四> 右膝向上顶起，同时向下弯腰，头尽量贴近膝盖。

<步骤五> 恢复原状。

<步骤四>~<步骤五> 反复做 10 次。

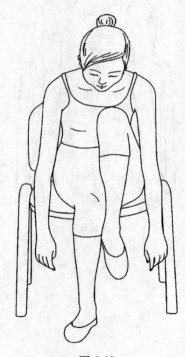

图 6-10

【第八节】本节动作反复做 10 次。

<步骤一> 上体伸直坐于椅上，两手按在椅子后侧（图 6-11）。

<步骤二> 双手用力，支起臀部，腰向上挺（图 6-12）。

<步骤三> 恢复原状。

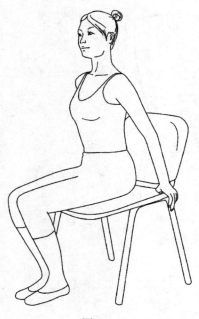

图 6-11

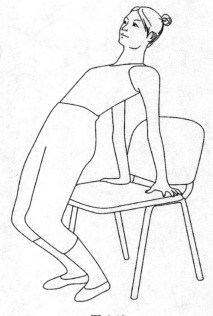

图 6-12

【第九节】本节动作反复做 15 次。

<步骤一>　上体伸直坐于椅上，两手扶在膝上，两臂伸直（图 6-6）。

<步骤二>　两肘向下弯曲，上体随之向下摆动，贴近膝部（图 6-13）。

<步骤三>　恢复原状。

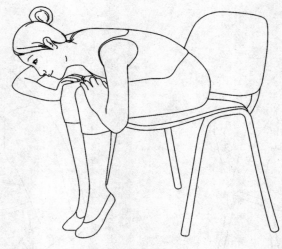

图 6-13

【**第十节**】本节动作反复做 20 次。

<步骤一>　上体伸直坐于椅上，两手按在椅子两侧（图 6-14）。

<步骤二>　右肩略抬，腰向右挺（图 6-15）。

<步骤三>　恢复原状。

<步骤四>　左肩略抬，腰向左挺。

<步骤五>　恢复原状。

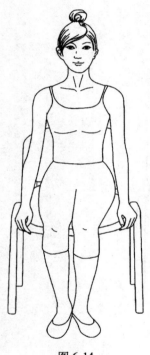
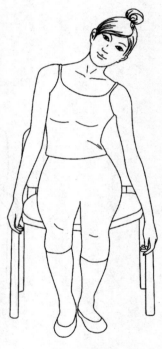

图 6-14　　　　　　　　　　　　　　　　图 6-15

【第十一节】本节动作反复做 20 次。

<步骤一> 上体伸直坐于椅上，两手放在两膝上（图 6-6）。

<步骤二> 左肩前转，带动左腰前转（图 6-16）。

<步骤三> 恢复原状。

<步骤四> 右肩前转，带动右腰前转。

<步骤五> 恢复原状。

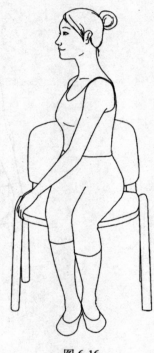

图 6-16

七、跪姿训练操

跪姿训练操动作难度较大，适合中年、体质较好的患者，不适合老年患者及病症较重者。

做弯腰、俯身动作时要轻柔、舒缓，不要过急、过猛，避免造成头晕等不适的症状。

每天早晚各做一遍。

注意：做完每节操，最好站起来或躺下休息片刻，避免腿部发麻或过于疲劳。

【第一节】本节动作反复做 10 次。

<步骤一> 跪在垫子上或木板床上，两手垂于体侧（图7-1）。

<步骤二> 身体向前弯曲，双臂向前，做叩头姿势（图7-2）。

<步骤三> 恢复原状。

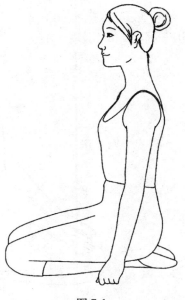

图 7-1

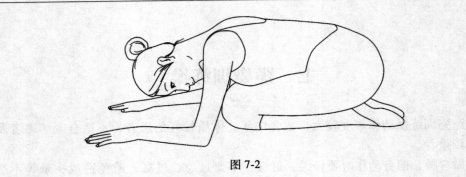

图 7-2

【第二节】本节动作反复做 15~20 次。

注意：身体后仰要控制好，不要做得过急、过猛，幅度不要过大，以免损伤身体。

<步骤一> 跪在垫子上，两手撑在膝盖上（图 7-3）。

<步骤二> 上身尽量向后仰（图 7-4）。

<步骤三> 恢复原状。

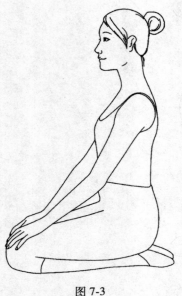

图 7-3

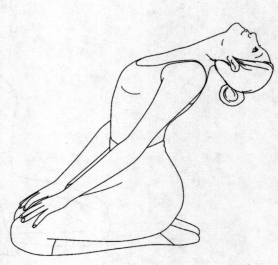

图 7-4

【第三节】本节动作反复做 15~20 次。

<步骤一>　跪在垫子上，两手垂于体侧（图 7-5）。

<步骤二>　上身左转，双手接触身体左侧垫子（图 7-6）。

<步骤三>　恢复原状。

<步骤四>　上身右转，双手接触身体右侧垫子。

<步骤五>　恢复原状。

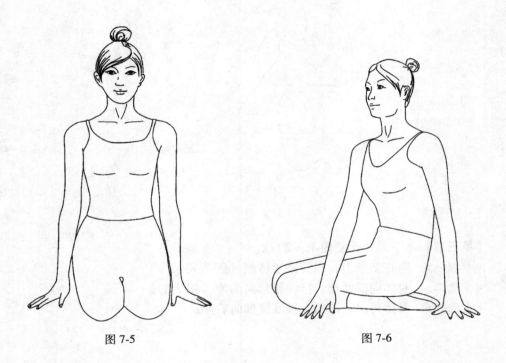

图 7-5　　　　　　　　　　　　　　　图 7-6

【第四节】本节动作反复交叉做 5~10 次。

<步骤一>　跪在垫子上，双手垂于体侧（图 7-5）。

<步骤二>　左手撑在身体左侧垫子上，右手侧上举向左摆动，上体左屈摆腰（图 7-7）。反复向左摆腰 5~10 次。

<步骤三>　恢复原状。

<步骤四>　右手撑在身体右侧垫子上，左手侧上举向右摆动，上体右屈摆腰。反复向右摆腰 5~10 次。

<步骤五>　恢复原状。

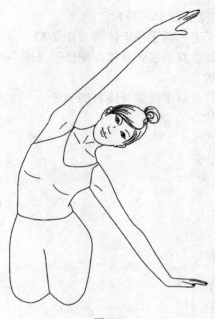

图 7-7

【第五节】 本节动作反复做 15~20 次。

<步骤一> 跪在垫子上，双臂垂于体侧（图 7-5）。

<步骤二> 身体向前涌动，推动腰部向前伸（图 7-8）。

<步骤三> 身体再向后涌动，推动腰部向后伸。

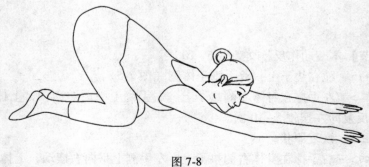

图 7-8

【第六节】本节动作反复做 15~20 次。

<步骤一>　跪在垫上或床上，双手扶墙或床栏（图 7-9）。

<步骤二>　腰向前下方压（图 7-10）。

<步骤三>　恢复原状。

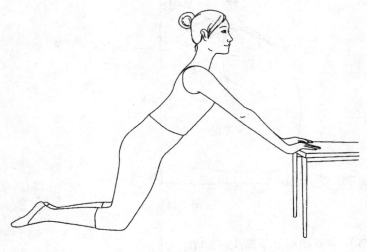

图 7-9

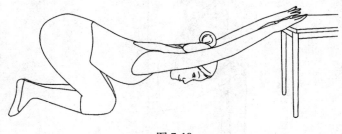

图 7-10

【第七节】 本节动作反复做 15~20 次。

<步骤一> 跪在垫子上。上体伸直，两手垂于体侧（图 7-5）。

<步骤二> 双手在身前拍掌，腰向后挺（图 7-11）。

<步骤三> 双手在身后拍掌，腰向前挺。

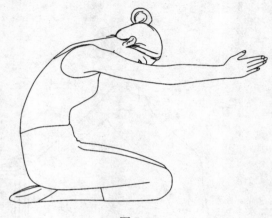

图 7-11

【第八节】 本节动作反复做 15~20 次。

<步骤一> 跪在垫子上，双手垂于体侧（图 7-5）。

<步骤二> 左手向右伸，手触右肩膀头，身体随之右转（图 7-12）。

<步骤三> 右手向左伸，手触左肩膀头，身体随之左转。

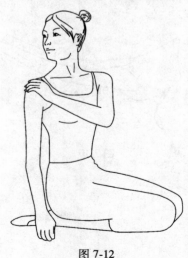

图 7-12

【**第九节**】本节动作反复做 15~20 次。

<**步骤一**> 左腿单跪在垫子上，右小腿用脚撑支起在垫子上，双手握拳垂于体侧（图 7-13）。

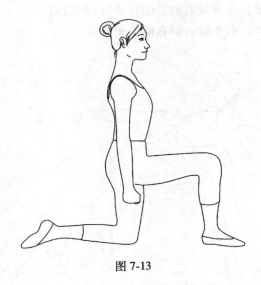

图 7-13

<**步骤二**> 弯腰，左拳触右脚右侧垫子（图 7-14）。

<**步骤三**> 弯腰，右拳触左脚左侧垫子。

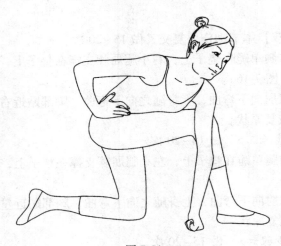

图 7-14

【第十节】本节动作反复做 15~20 次。

<步骤一>　左腿单跪在垫子上，右小腿屈膝支撑在垫子上，双手握拳（图 7-13）。

<步骤二>　弯腰，左拳触右脚左侧垫子（图 7-15）。

<步骤三>　弯腰，右拳触右脚右侧垫子。

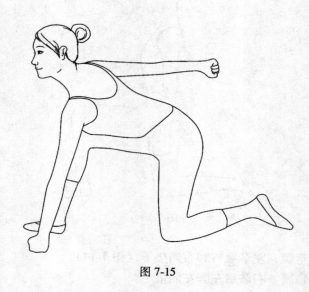

图 7-15

【第十一节】本节动作反复交叉做 15~20 次。

<步骤一>　左腿单跪在垫子上，右小腿屈膝支撑在垫子上，双手扶在右膝上。上身和胳膊挺直（图 7-16）。

<步骤二>　双肘向下弯曲，上身随之向下弯曲，胸部贴近右膝（图 7-17）。

<步骤三>　恢复原状。

<步骤一>~<步骤三>　做 15~20 次。

<步骤四>　右腿单跪在垫子上，左小腿屈膝支撑在垫子上，双手扶在左膝上。上身和胳膊挺直。

<步骤五>　双肘向下弯曲，上身随之向下弯曲，胸部贴近左膝。

<步骤六>　恢复原状。

<步骤四>~<步骤六>　做 15~20 次。

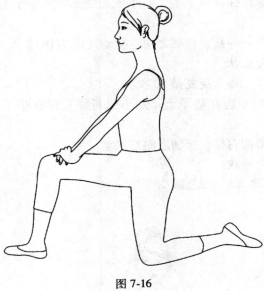

图 7-16

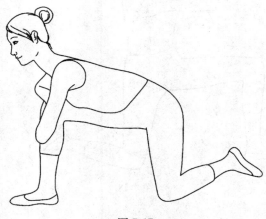

图 7-17

【**第十二节**】本节动作反复交叉做 20 次。

　　<步骤一>　左腿单跪在垫子上，右小腿屈膝支撑在垫子上，双手握拳置于体侧（图 7-13）。

　　<步骤二>　双臂向左摆，腰随之向左摆动（图 7-18）。

　　<步骤三>　恢复原状。

　　<步骤一>~<步骤三>　反复做 20 次。

　　<步骤四>　右腿单跪在垫子上，左小腿屈膝支撑在垫子上，双手握拳置于体侧。

　　<步骤五>　双臂向右摆，腰随之向右摆动。

　　<步骤六>　恢复原状。

　　<步骤四>~<步骤六>　反复做 20 次。

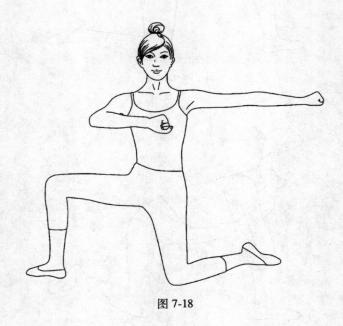

图 7-18

八、传统体育疗法训练操

传统体育疗法对治疗腰肌劳损症有较好的疗效。它具有使椎间盘突出的部分复位，增强腰背部血液供应，缓解肌肉痉挛，消炎止痛等功效。

此套训练操每次可选 3~4 个进行练习，每天练习 2~3 次，坚持练习 1~3 个月后可感到疼痛减轻。

此操可放松腰和下背部肌肉，增强脊柱活动性，改善和恢复腰肌的功能。

1. 防治腰痛练功方法之一

【第一节】双手托天

分腿直立（稍宽于肩），手指交叉于上腹（掌心向上）。两臂带动上体向左侧屈 7 次，向右侧屈 7 次，得气感，颈和腰部产生酸胀感，并放射于肩、臂、手指。

【第二节】转腰推掌

分腿直立（稍宽于肩），双手握拳于腰部。右手立掌向前推出（掌心向前），同时上体左转，眼视左后方，左肘向左后方顶，与右臂成直线，左右各 7 次。得气感，当推掌转体时，腰、肩、颈、背有酸胀感。

【第三节】叉腰旋转

分腿直立（稍宽于肩），两手叉腰（大拇指向前），两手依次用力推动骨盆，做顺时针方向旋转 1 周，左右各 7 次。循环时由小到大，逐步达到最大限度。得气感，腰部有明显的酸胀感。

【第四节】展臂弯腰

分腿直立（稍宽于肩），两手于腹前交叉（掌心向内）。两臂上举，挺胸收腹（眼视手背），两臂经体侧下落至侧平举，掌心向上。两手翻掌，同时上体挺腰前屈，两臂体前交叉，再重复以上动作 7 次。得气感，双手触地时两腿后肌群有酸胀感。

【第五节】弓步推掌

直立分腿一大步，双手握拳于腰部，上体左转成左弓步，同时右拳变掌向腰部前上方推掌（掌心向侧），左右各 7 次。得气感，腰腿有酸胀感。

【第六节】双手攀足

双脚并拢站立，手指交叉于腹前（掌心向上），两手经脸前翻掌上托（眼视手背），上体挺腰前屈，手掌触脚背，还原成直立，重复 7 次。得气感，两臂上举时，颈腰部有酸胀感。

2. 导引疗法

【第一节】 双手叉腰站立，仰头挺胸向后弯腰 7 次。

【第二节】 双脚开立，一手向头上举起，掌心朝上，双目仰视上举手，深呼吸 7 次。

【第三节】 向左一步成左弓步，左手置于肩前屈臂，右手置右后方，两臂同时用力，如倒拽牛尾（动作如用绳拉车），目视右手。左右各做 7 次。

【第四节】 双膝盘坐，两手叉腰，左右摇摆躯干至最大限度。

【第五节】 俯卧，先单臂向后上振 7 次，再换手臂向后上振 7 次，皆抬头挺胸。

【第六节】 四肢支撑，斜向低头向后看，左右各做 7 次；然后仰头朝天看 7 次，低头从两腿之间看 7 次。

3. 按摩疗法

患者取侧卧位，医者先用揉、滚等手法按摩臀腰部。然后换俯卧位，进行人工牵引、抖动。在牵引的同时用按法。点穴主要点肾俞、腰俞、八髎、承扶、委中、承山、昆仑和扭伤穴。如为劳损则用揉法、空拳叩击、掌侧击，重点揉腰俞、肾俞穴。

4. 太极拳疗法

二十四式太极拳，每天 1 次。

九、劳损回功训练操

劳损回功训练操对改善腰肌劳损的疼痛症状与恢复腰肌功能，有一定的促进和辅助作用。

本套训练操一套共四节。

【第一节】"飞燕振翅" 30 次。

<步骤一> 俯卧位。两下肢伸直，腹部贴垫。

<步骤二> 两手伸向背后，使头部、双上肢及下肢同时作背伸动作至极限，仿佛"飞燕振翅"欲飞的姿势（图 9-1）。

<步骤三> 复原。

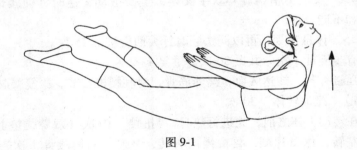

图 9-1

以上所有步骤计 1 次。共做 30 次。重复 1~2 遍。

作用：使腰背肌及四肢肌肉，得到充分的后伸锻炼，增强腰部和四肢的力量。

【第二节】"挺腹伸髋" 30 次。

<步骤一> 仰卧位。

<步骤二> 先屈曲髋、膝关节，然后以双足底、头枕部及双肘部"五点"同时蹬踩、支撑于垫面或床面，吸气，再使腰骶部与上下肢发力，挺腹伸髋至极限（图 9-2）。

<步骤三> 复原，呼气。

以上所有步骤计 1 次。共做 30 次。重复 1~2 遍。

作用：锻炼腰肌、腹肌与臀肌，伸屈髋关节，达到强筋壮骨、加强腰椎稳定

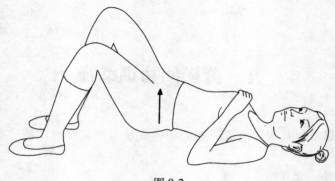

图 9-2

性和消除腹部脂肪的目的。

【第三节】"荷叶摆动"30 次。

<步骤一> 立位，双足分开与肩同宽。

<步骤二> 双足尖稍内旋，双手叉腰，上身摆动，逆时针使腰部大回旋 15 次，动作缓和不能急促。

<步骤三> 休息片刻，再以同法顺时针大回旋腰部 15 次。

以上所有步骤计 1 次。共做 30 次。重复 1~2 遍。

作用：强腰补肾，畅达气血，濡养筋骨，滑利腰椎关节，康复腰肌功能。

【第四节】"跪地转体"30 次。

预备：在转动上体之前，先进行热身，"扭腰"10 次（双膝跪垫上或地板上，上体慢慢向左转，休息片刻，再慢慢向右转，一左一右转腰计 1 次）。坐位休息片刻。

操练步骤：膝部支地，两上肢前平伸，以腰为中心，做 360°转体。先向左转体 180°，上肢随之摆动，增加转体惯性；再向右转体 180°。一左一右转体计 1 次。共 30 次。重复 1~2 遍。

作用：可加强保护脊柱的腰背肌及腹肌的力量；增强腰部的扭转力与张力，有助抵御突袭的外力。

注意：跪地转体比站立转体重心低，更稳定，防治腰痛的效果更好。

十、劳损防治训练操

此套训练操每天可做 5~6 次，每个动作做 3~5 遍，坚持练习 3 个月，效果明显。运动量因人而异。

注意：稍微活动就呼吸困难、头晕、出冷汗或身患重病、腰痛急性期患者，应禁做此操。

【第一节】仰卧，屈膝，两手放在头两侧，缓慢地做腹式深呼吸（图 10-1）。

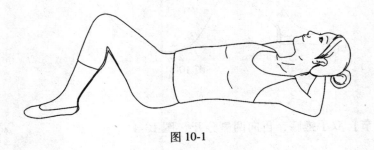

图 10-1

【第二节】抬起上半身，停 5 秒，缓慢地做腹式呼吸（图 10-2）。

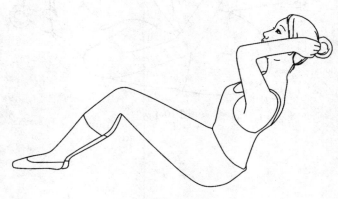

图 10-2

【第三节】抬起上半身，缓慢向左转体，同时右手扶按左膝部。左右交替做（图 10-3）。

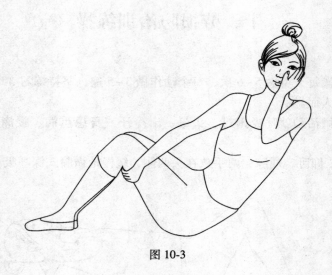

图 10-3

【第四节】双手抱膝，再向两侧分开（图 10-4）。

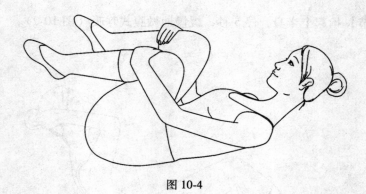

图 10-4

【**第五节**】双手按压腰部、收腹，抬头，抬臀，目视肚脐（图 10-5）。

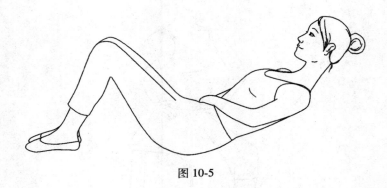

图 10-5

【**第六节**】仰卧。一面呼吸，一面向右转臀，同时左腿弯曲向右。左右交替做（图 10-6）。

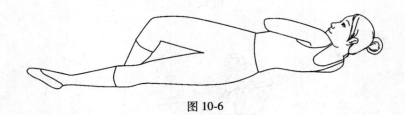

图 10-6

【**第七节**】双手叉腰坐在椅子上，自然均匀呼吸。缓慢地做挺胸收腹，上体略前倾（图 10-7）。

【**第八节**】双手叉腰坐在椅子上，两脚略分开，两臂尽量张开，目视肚脐（图 10-8）。

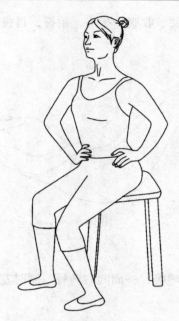

图 10-7

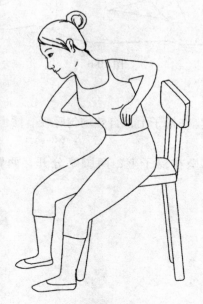

图 10-8

　　【**第九节**】坐在椅子上，脚尖触地，双手交叉抱臂，两腿分开。一边呼吸，一边尽量弯腰（图10-9）。

　　【**第十节**】坐在椅子上，脚尖触地。两手抱左膝尽量贴向左胸部。然后换右膝做相同动作（图10-10）。

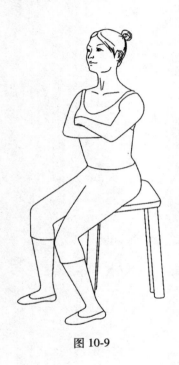

图 10-9

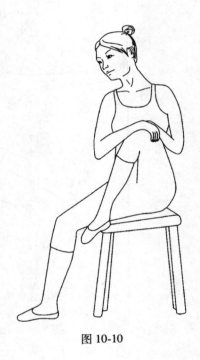

图 10-10

【第十一节】面对墙站立。右脚向前迈出一步成弓步，两臂前平举，手上翘按墙。左右脚交替做（图10-11）。

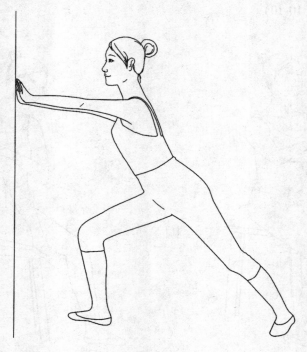

图 10-11

【第十二节】直立，两腿分开同肩宽。背尽量往上拔，两腿同时下蹲稍屈（图 10-12）。

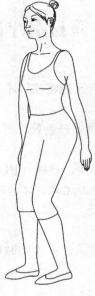

图 10-12

【第十三节】两腿前后分开，双脚内旋，直腿屈体，两手摸地（图 10-13）。左右交替做。

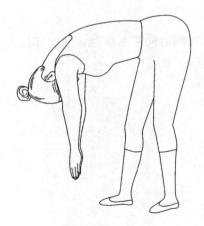

图 10-13

十一、简易医疗训练操

本套训练操适合于腰肌劳损引起的腰痛，不适合于脊椎炎急性发作期以及脊柱外伤。

每节连续做 2~3 分钟，做完再做悬垂效果更好。

【第一节】

预备：站立，左脚向左跨出一步，直膝（图 1-9）。

动作：有节奏地做体前屈和直挺运动。体前屈时双手尽量触地（图 1-11）。

【第二节】

预备：站立，左脚向左跨步。

动作：有节奏地做左右转体运动，双臂同时向左右摆振，以增大左右转体的力量和幅度。

【第三节】

预备：站立，左脚向左跨步，两手叉腰（图 1-7）。

动作：以髋为轴，做腰部旋转运动（图 1-8）。

【第四节】

做交叉步走，按步子的节奏左右摆动两臂。摆臂时，一臂屈肘拍肩，另一臂屈肘触背。

【第五节】

两腿交叉退步走，两臂同时向左右摆振，使腰部加大转动的力量。

十二、自我按摩训练操

本套训练操适合于腰肌劳损引起的腰痛。

在做此操时，宜擦凡士林、松节油、风湿油、麻油等润滑剂。

【第一节】擦腰胯。

以两手小鱼际擦腰胯，至皮肤发红。可以温经通络，行气活血。

【第二节】捏腰肌。

将腰肌提起，一紧一松，自上而下。可以缓解痉挛，滑利关节。

【第三节】点按穴。

点按肾俞、气海、关元、腰阳关、委中等穴，可以补肾健腰。

【第四节】击腰背。

双手空握拳击腰背2分钟，击速由慢到快。可以调和气血，舒筋展骨。

十三、腰痛消除训练操

本套训练操可使腰部肌肉充分地放松，强健腰腹肌，恢复健康。

【第一节】本节操适合 50 岁以下的人进行锻炼。

<步骤一>　双腿伸直端坐（图 13-1）。

<步骤二>　上体慢慢地向前屈，双手尽量向脚尖部伸直（图 13-2）。

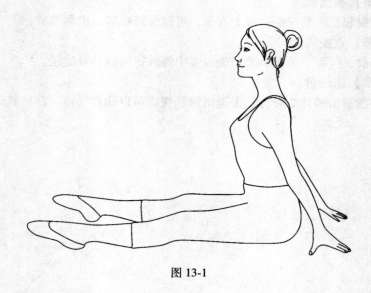

图 13-1

【第二节】本节操适合 50 岁以上的人进行伸展背部紧张肌肉的锻炼。

<步骤一>　双腿伸直端坐（图 13-1）。

<步骤二>　两手抱紧小腿（图 13-3）。

<步骤三>　恢复原状。放松背部肌肉，如此重复练习多次。

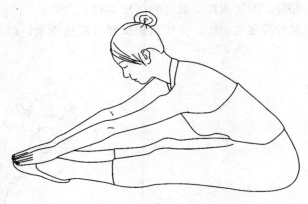

图 13-2

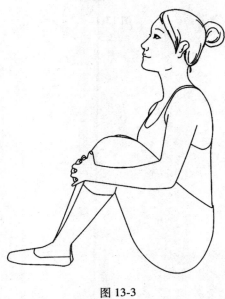

图 13-3

【第三节】仰卧起坐。

<步骤一>　仰卧，两手抱住头部后侧（图 4-13）。

<步骤二>　做仰卧起坐动作，由慢到快反复多次地重复，以增强腹肌收缩力（图 13-4）。

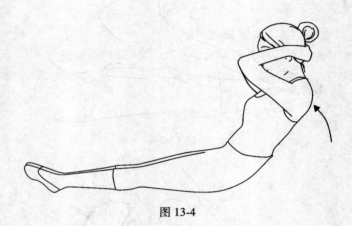

图 13-4

十四、腰部疲劳消除训练操

【第一节】本节操每人各练习 8 分钟。

一人俯卧在地上，另一人两手扶其肩上，两脚小心地踩在第一人的腰上（腰椎两侧）。踩在上面的人的拇指从俯卧的人肩部向腰部压或者用整个脚掌在腰部上下踩动，练习 8 分钟后，两人交换位置（图 14-1）。

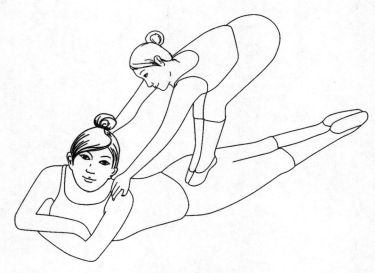

图 14-1

【第二节】本节操重复做5次。

　　一人俯卧在地上，另一人横仰卧在其腰上，两人有节奏地充分地做全身伸展动作，然后全身放松，重复做5次，两人再交换位置（图14-2）。

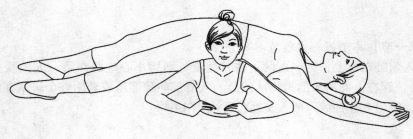

图 14-2